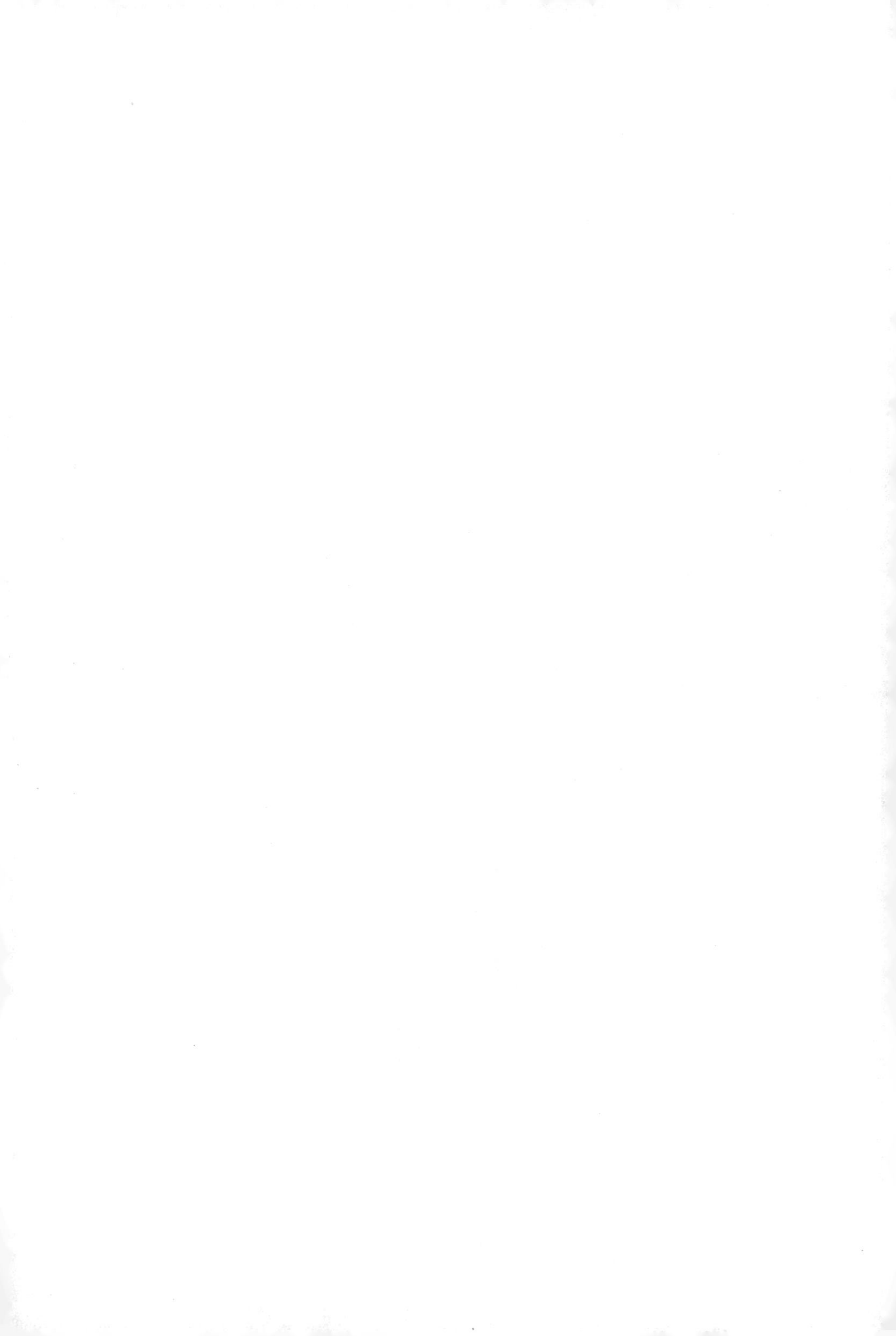

醫學人文叢書 medical humanities

藍色簾子

敘事醫學倫理故事集

21 true stories about medical ethics

王心運　林慧如　編著

高雄醫學大學 Kaohsiung Medical University

國家圖書館出版品預行編目資料

藍色簾子：敘事醫學倫理故事集／王心運, 林慧如編著. --
初版. -- 高雄市：高醫大, 麗文文化, 2016. 12
面；　公分. --（醫學人文叢書）
ISBN 978-986-6105-27-2（平裝）

1.醫學倫理　2.醫病關係　3.文集

410.1619　105020870

藍色簾子：敘事醫學倫理故事集

初版一刷 2016／12

定價：300元

編　著　者：王心運、林慧如
責任編輯：張如芷
封面設計：謝欣恬

本書如有破損、缺頁或倒裝，請寄回更換。

發　行　人：劉景寬
出　版　者：高雄醫學大學
地　　　址：807 高雄市三民區十全一路 100 號
電　　　話：(07)3121101 轉 2111
傳　　　真：(07)3221107
合作出版者：麗文文化事業股份有限公司
地　　　址：802 高雄市苓雅區五福一路 57 號 2 樓之 2
電　　　話：(07)2265267
傳　　　真：(07)2233073
郵　　　撥：41423894
法律顧問：林廷隆 律師
電　　　話：(02)29658212

行政院新聞局出版事業登記證局版台業字第 5692 號
ISBN 978-986-6105-27-2

http://www.liwen.com.tw

E-mail: liwen@liwen.com.tw

CONTENTS

III 倫理內涵品質

賴其萬序

敘事醫學——跨越醫病鴻溝的醫學教育

高雄醫學大學人文與藝術教育中心林慧如老師邀我為這本《藍色簾子》寫推薦序，使我有機會了解林老師的團隊如何用心鼓勵醫學生「敘述」實習期間病人與家屬感動了他們的故事。這本文集內容豐富，包括面臨生命終點、告知實情、加護病房與產房的不尋常遭遇、醫學的不確定性、病人的人權、隱私權以及特權的濫用等問題，而在每篇學生「敘述」之後附上指導老師「評讀」的分析解惑，使我受益匪淺。看到這群有心的師生共同努力的成果，令人感到十分欣慰。

當我開始看這文稿時，正好在西雅圖參加美國醫學院協會（AAMC）的年會，而與曾在2010年來臺介紹「敘事醫學」（Narrative Medicine）的哥倫比亞大學醫學院內科教授麗塔．霞瓏（Dr. Rita Charon）有機會敘舊。她在2000年首先提出增強醫生了解病人的「敘事醫學」，希望利用這種敘事能力的增強，使醫生能對病人的病痛有能力辨認、了解、詮釋以及被感動，而由此提高醫生治病的成效。霞瓏教授認為敘事醫學過程中，最重要的是自己能夠投入（engagement），能夠融入病人的環境，而後從病人的角度產生同理心，而在病人需要你的時候，能夠透過反思，幫忙病人。霞瓏教授認為，在1960年代社會學家都認為身為一個醫生要和病人保持距離，才能客觀地幫忙病人，這就是所謂的「保持距離的關心」（detached concern）；但後來逐漸發現，醫生在行醫過程不能與病人保持太大的距離，相反地，醫生必須以「投入的關懷」（engaged concern）才能真正照顧好病人。霞瓏教授將敘事醫學分為三個階段：注意力（Attention）、表現（Representation）、密切關係（Affiliation），而透過這種全神貫注與以文字表現出來以後，我們才能達到敘事醫學的目的，那就是建立醫病的密切關係。

我在這本《藍色簾子》看到林老師團隊的努力，但無可諱言的這本文集呈現參差不齊的敘事深度，希望高醫大團隊可以藉由這本文集裡幾篇學生上上之選的「敘述」，以及老師鞭辟入裡的「評讀」，作為提供往後如何提升敘事能力的參考，而能百尺竿頭再進一步。

同時我也要在此特別指出，在這本文集裡，有少數幾位學生提到他們的自我介紹，「我是實習醫學生某某醫師⋯⋯。」個人以為，五、六年級的實習醫學生（clerkship）事實上沒有資格稱之為「醫師」，而學生一定要誠實面對病人與家屬，坦然介紹自己還是「學生」，才能真正學到醫療最重要的誠正信實的態度。

最後我想以霞瓏教授道盡醫學真諦的幾句話，與林老師的團隊共勉：

> 不管今天我們有多進步的高科技可以幫忙診斷治療，但是如果一位醫生沒有辦法辨認出病人最大的痛苦在哪裡，無法感

同身受，無法與病人一起克服他的病痛，那麼醫生就沒有發揮身為醫生的角色。

Rita Charon, *A Model for Empathy, Reflection, Profession, and Trust. JAMA* 2001, 286: 1897-1902.

賴其萬
和信治癌中心醫院醫學教育講座教授兼神經內科主治醫師
醫學院評鑑委員會主任委員

劉景寬序

醫學是一門助人專業，醫學倫理則使這門專業更貼近人性，使之由硬科學昇華為一種富涵人文的軟科學。醫療人員面對不同情境的病人，特別需要消解各種價值與人際衝突的良好能力。這些軟實力需要在耐心維護的環境下才能慢慢地成長茁壯。但在現今強調專業技能與績效的大環境下，醫學人文往往容易淪為空洞的教育口號。

有鑑於此，高雄醫學大學在醫學人文與倫理教育上一直持續投入許多心力，尤其「敘事醫學」領域一直走在臺灣醫學教育的前端：從 2008 年起於醫院開始推展「敘事倫理」，2010 年起開始在學校開設「敘事醫學倫理」課程，迄今已經發展為相當成熟的課程，甚至成為許多醫學院校與教學醫院取法的教學方法。高雄醫學大學也非常樂意和臺灣醫界分享這份多年耕耘的果實。

這本案例故事集記載著高醫師生共同學習成長的歷程，每一則故事都反映著發生在我們這個時代、這塊土地上的一次次親身經驗：那些病痛、悲傷、傾聽、尊重、不捨、接納、同理與包容，所有臨床場景與人生故事都是教科書上不及寫下，但卻彌足珍貴的學習足跡。

讀者可以從中深入臨床，了解醫者在醫療行為背後的真實人性關懷面向。因此，這部作品不僅是醫學生們的學習範例，也是醫學教育者的寶貴教材，更是促進社會大眾理解我們的醫療環境，達成醫病之間善解與互信的良好媒介。

感謝本書所有的作者，以及王心運與林慧如老師，因為你們的付出與堅持，記錄了高雄醫學大學對醫學人文教育的努力貢獻，也敘述了臺灣醫學教育的發展進步。本人在此誠摯向社會大眾推薦這本觸動人心的好書。

劉景寬

高雄醫學大學校長

蔡甫昌序

「敘事醫學」(narrative medicine) 與「敘事倫理」(narrative ethics) 近年來逐漸在我國的醫學教育領域受到重視。還記得 2010 年筆者擔任「教育部顧問室醫學專業教育改進計畫」主持人，推動我國醫學人文社會與倫理法律教育之課程發展與師資培育，當時很高興看到林慧如老師、王心運老師將他們所研究的「敘事學」應用到醫學教育領域，開發了「敘事醫學倫理」課程，並獲得教育部計畫的補助，之後亦陸續發表了相關教學成效論文，成果斐然。

傳統或現代的醫學倫理教學模式，主要是重視德行倫理 (virtue ethics) 之進路，或強調規範倫理 (normative ethics) 之進路；主要教授 Beauchamp & Childress 之生命倫理四原則方法 (The Four Principles Approach to Bioethics)，著重培養在醫療道德兩難處境中的倫理思維與理性決策能力。然而，慧如與心運老師的「敘事醫學倫理」課程，則是從醫學生個人與病人互動故事之敘事書寫出發，為醫學倫理與人文教育注入了新的視野、思維、體驗與轉化，添加了關懷、共感 (compassion)、聆聽與陪伴。

2014年王心運、林慧如、林育志老師共同出版了《敘事醫學——臨床倫理案例集》，獲得極佳的迴響。2015年底慧如與心運老師又於麗文文化的「醫學人文叢書」出版了《白色倒影：敘事醫學倫理故事集》，這本書並入選國家圖書館臺灣出版TOP1-2015代表性圖書名單。今天，很高興看到第二本「敘事醫學倫理故事集」將出版。本書蒐集了二十一篇醫學系同學傾聽、關懷、書寫病人的生命故事及教師評讀，分「敘事表達能力」、「倫理脈絡呈現」及「倫理內涵品質」三部分，篇篇讀來動人而發人深思，除了讓讀者貼近病人的生命故事，也看到作者從參與故事建構過程而獲得成長，十分可貴，乃特別為序推薦。

蔡甫昌

臺大醫學院醫學教育暨生醫倫理學科暨研究所教授

臺大醫院醫學研究部主治醫師

臺灣大學生醫倫理中心主任

科技部科國司醫學教育學門召集人

2016.11.11

陶宏洋序

醫學院畢業後，我就進入了醫學中心從事臨床醫療工作，至今已經三十多年了。偶爾我會想，如果人生能重來，是否我還會選擇醫療這一行。我一直難有個答案，隱約地又想到這樣的自我提問是否適當，是否也反映出我並不是一位用心投入且無私奉獻的好醫師。最近幾年，美國 Medscape 機構針對美國醫師進行了大規模的問卷調查，其中一問即為「如果能重來，你／妳是否仍會選擇醫療為終生志業？」。2012 年至 2014 年調查的結果分別為：54%、51%、58%，亦即四成多的美國醫師表達不願再次選擇醫療為其終生志業。美國的醫療環境近年來雖已漸不如前，但還是比臺灣好得多。幾年前臺灣本地的調查則有高達六成醫生考慮轉行（摘自《臺中醫林》第 43 期、臺中醫師公會期刊）。社會大眾或許以為造成此結果的原因不外是工時增加、薪資減少及生活品質不好，其實更關鍵的因素還是醫療環境及醫病關係的惡化。現代的醫師需面對更複雜的社會與家庭關係，健保支付制度（總額支付制度總額預算、論人計酬、資源分配問題），以及更多的醫療糾紛。最近因此也常聽到的「醫療崩壞」，臺灣醫界

「五大皆空」現象，醫療人員的離職潮等；也常聽到鼓勵醫師們「莫忘初衷」、「回歸本心」的喊話。「初衷」與「本心」為何不再，為何難尋，面對各類橫亙於前的醫療困境及倫理兩難，在這動輒得咎的處境裡，醫師又應如何自處呢？

這類醫療困境及倫理兩難其實是醫療的日常，即便實習醫學生都能窺見一二。《藍色簾子：敘事醫學倫理故事集》滿是這樣的例子。譬如，鄭涵勻的〈輕聽〉一文：

* 肺部腫瘤併肋膜腔積水的陳太太，支氣管鏡未能發現及執行腫瘤切片，希望免去做開胸或電腦斷層肺切片。要求能否再抽一次積水作檢查。（因為害怕）
* 專業的胸腔科醫師認為以積水做診斷證據是不夠的。（衝擊專業）
* 兩邊的聲音越來越大。
* 所以你們要用積水的細胞學的檢查結果來當作診斷吼？
* 先辦出院啦，之後幫我掛別的醫師門診，我們要再問問看。
* 我也沒有勇氣去說聲再見。陳太太一家帶著許多不解、憤怒和失望出院了。

温嘉慧的評讀：

* 解釋病情的部分在過去的醫病場域是不常見的。因為有太多的醫療糾紛……，造成了看似尊重客觀，其實帶著距離、帶著冷漠、帶著界線的醫療。……醫師在醫病溝通的過程中，為避免糾紛、保護自己，犧牲了當醫生的溫度。
* 醫學生的理想、面對的醫療環境，獨當一面後醫師的作為，是什麼被消磨掉？面對兩難，如何找到自己的位置呢？（倫理的基本問題）

世界醫師會全球醫學教育納入醫學倫理與人權決議（2015 第 66 屆世界醫師會大會修訂），其中強調「醫師尊重個別病人之價值觀的行為與溝通能力是治療成功的必要條件」（Physicians' ability to act and communicate in a way that respects the values of the individual patient is a prerequisite for successful treatment.）。高雄醫學大學的敘事醫學倫理教學課程，有效提升了醫學生的倫理敏感度，同學書寫的案例故事清楚呈現醫療工作中的倫理爭議。這樣的倫理問題或大或小，或明或晦，在每日的醫療工作中持續出現。實習醫學生在臨床短暫的停留期間能發現有些不對勁，能嗅到倫理爭議，這是極大的進步。唯有如此才能進入倫理爭議問題消弭的階段。如果醫師的倫理敏感度不高呢？神經比較大條些，或者是天生的，或者是醫療工作消磨所致，就察覺不出潛藏的倫理衝突；醫病溝通，醫病關係就可能整個崩裂，醫療順應性及治療成效也跟著灰飛煙滅。後續的問題又會再次傷害醫病雙邊，不滿的情緒、挫折與煩憂、醫療糾紛及過勞，使得醫師在醫療工作中長期缺乏成就感的滋潤，也尋不著醫療工作唯一且最重要的價值建立——意義的追尋。這對於醫病雙方皆是不利的發展。

感謝王老師、林老師及高雄醫學大學在敘事醫學倫理教學上的努力。今日的醫學生比起過去有更好的倫理敏感度，預期未來的醫療環境及醫病關係將會走向更健全美善的境界。

陶宏洋

高雄榮總呼吸治療科主任

現任高雄榮總胸腔內科醫師

陳彥旭序

敘事醫學深化醫學生對醫學倫理課題之省思

隨著學生年級的增加，醫學教育的內涵包括讓學生從博雅教育、基礎醫學到臨床專業知識的學習，除了專業訓練逐年成熟外，學生們人文素養的學習，以及其省思的廣度與深度實更為重要。醫學教育致力於為社會栽培出關照全人身心靈的醫師，而不僅僅是位醫匠！

高雄醫學大學多年前，即發展出醫學系結合護理系所開設的跨專業醫學倫理課程。在王心運老師與林慧如老師全心投入下，多年來採敘事醫學授課模式，讓醫學生主動進入醫學倫理課題之學習與探討，打開他們內心另一扇窗，從這本合集的出版顯示老師的用心與學生的成長，即可窺知一二！

從加護病房內面對死亡、高級病房的社會公平、臨終病人的緩和醫療、性別醫療議題、年長臨終患者的內心探討、面對新生命誕生的喜悅等等，雖已從醫數十載，深讀這本合集之時內心仍常常澎湃不已，也常常讓我陷入沉思，回想自己所曾經歷的每一幕，深深觸動我心。相信每位讀者都能從這本書中瞥見真實場域的重現，也期待這些故事能觸動您心。這些作者們雖都是初進醫院實際場域的醫界新生代，但在這學習過程與成果展現中，也著實看見他們的成長，也看見未來臺灣醫界與民眾之新希望！

除願所有醫學生莫忘初衷外，也希望所有讀者能好好享閱這本書！

陳彥旭
高雄醫學大學醫學系教授
附設醫院院長室醫務秘書
內科部副部主任

編者序

王心運、林慧如

說故事是人的天性，就像媽媽為小朋友說說床邊故事、阿公對兒孫們吹嘘自己年輕時多麼英勇，多麼辛勤的故事，還有小朋友放學後叨叨絮絮地敘說今天學校發生的大小事情。因此生活中充滿著我們對故事的想像，以及不知不覺應用了敘事的編織場景與合理化功能，以富有吸引力的方式將說故事者和聽故事者串連了起來，想聽聽看他人的評讀，或者是汲取別人的同情。若故事不合理，會引起聽者的疑問，若故事不吸引人，則顯得平淡無奇。故事充分運用了語言學裡的語義及語用學的特點，將人性、價值、行動與命運組織了起來。

另一方面，說故事說難不難，說簡單又不簡單。對有些人而言，說故事就好比他的天賦一樣，能說得讓人目不暇給，但對一些人而言卻又是困難無比。我曾遇過一些醫學系同學，請他開口發言是困難無比，但當他吐出隻字片語時又往往擲地有聲，發人深省。那麼像這樣的同學，他是會說故事還是不會說故事呢？而且，未來的醫學生們將面臨生死的大事，在醫療專業這麼嚴肅的場合裡，我們仍然可以進行說故事的遊戲嗎？如果敘事對臨床學習是好方法，那我們要採取什麼樣教育的方式，讓同學們更熟悉敘事的方法呢？

敘事學（Narratology）已是發展成熟的理論，早期受到結構主義的影響，探討文本裡如情節、角色與觀點等不同結構如何組織成一個好的文學作品。接著受到現象學與詮釋學的影響，敘事行動本身也成為被關注的主題。因為敘事不僅是一種工具、方法，其本身即是一種特別的行動，一個將內在訊息整理並公諸於世的行動。敘事者與所敘述的故事間往往有種關連性，或者說，說故事的人以各種方式參與著他敘述的內容。因為敘事者可以是一個故事的見證者、參與者與建構者，而故事情節裡也掩藏不住敘事者本身的人格特質、思考習慣、對世界的想法、他的行動與構想的能力，甚至於敘事者自身的內在欲望。因此，故事的精彩之處在於故事像是真的，但又不是真的；有時敘事者像個能與讀者談心的好友，有時像個感時憂國的讀書人，有時像個客觀冷靜的觀察者，有時又像是對命運悲傷無奈的遊吟詩人。

不善說故事的人也許不能創造一部好的作品，但就敘事行動而言，每個人都在不同時空條件下道出自己的故事，因而創造了個人的獨特性。所以當不同的人們共處一起，特別是共處於臨床情境的不同人們，當下都蘊藏著好幾種故事發展的可能版本。但是因為過於專業思考的緣故，其他好幾種或許較好的故事版本，或是主角可能擁有的行動空間，都可能被系統性地忽略掉，導致它們總朝向固定的方向發展，或硬生生地被裁掉了好幾個故事章節。但平常的閱讀經驗告訴我們，省略式的閱讀會讓人心虛，因為讀者對主角的行為動機等等的評價，將有無法合理化或脈絡化的困難，同時更重要的是，讀者的地位將被削弱成為被動接受者，無法提高閱讀者的地位，無法主動對事情的發展進行個人的評價或判斷。例如，目前制式的臨床倫理教學裡，最常主導故事的不外乎是隱藏在醫學倫理教科書背後的學者專家，或者是醫學法律裡代表組織權力的法規制定者。但弔詭的是，如果臨床情境的主角是你我的親人，或是我們所關心的朋友時，卻最不希望這些隱藏著自己面容的「藏鏡人」幫我們說故事，或至少，總希望有人可以聽聽看我們的故事。這是我們希望把敘事理念帶入醫學倫理教育最早的初衷。

從 98 學年度第二學期（2010 年 2-6 月）開始，高雄醫學大學醫學系在幾位老師與臨床醫師的共同努力下，開設了「敘事醫學倫理」課程。當時我們將課程開在醫學院，作為醫學人文課程之一，第一屆選修的學生包括醫學系與呼吸治療學系二年級的同學。因為課程對象是還未進入臨床的二年級同學，我們課程內容的設計以敘事知識及技術的教學與實作、訪談真實病人的團體敘事活動等為主。經過我們謹慎設計，學生果然能利用不同的觀點與敘事手法，完成病人故事的團體報導，而同學在課程回饋裡也指出，經由敘事的方式，可以提升對自我主觀性的覺察，同時對他人所述的故事保持開放性。有關這些課程經驗我們已發表在 2010 年第 4 期醫學教育雜誌裡。

99 學年度開始，這一醫學人文課程也開放予護理系同學選修，讓醫護同學們有機會能在不同觀點的激盪下，共同完成團體敘事的活動。但因為低年級的同學仍未實際接觸到臨床，故此時的課程仍以訪談病人、家屬、醫療人員，並共同建構可以理解的訪談故事為主。然而參與課程設計的老師們都認為，敘事醫學應該可以在臨床上發揮更大的效用。

直到 100 學年度，我們接到當時高醫學士後醫學系田英俊主任的邀請，希望能為學士後醫學系三年級（相當於醫學系五年級 clerk 階段）開設一門醫學人文課程。此時同學們已進入實習醫學生的階

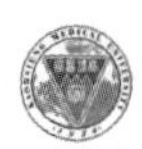

段，雖進入臨床已有一個學期，但仍不算熟練。按照一般的教學經驗，敘事正是最為貼近這個階段的學習模式，特別當同學們親身進入臨床，面臨各種情境衝擊，更有強烈的說故事欲望。關於這點，拜網路社群發展之賜，只消我們上網去瀏覽一下便知：很多同學在網路上寫下了大小故事，都是關於自己的臨床經驗。另一方面我們考慮到實習醫學生的學習時間，無法像一般在校學生般固定在教室上課，那麼我們的考驗是，如何開設一門較具彈性、又符合同學們眼前經驗的課程？於是我們想到「敘事醫學倫理」這門課程，既能符合實習醫學生的學習需求，也能符合臨床實習的時間分配。第一本案例集的出版，便是由這次課程的成果報告所匯集而成的。

課程的設計同時考慮到臨床實踐與理論的問題。在實習醫學生階段大家對醫學倫理已有一般認識，我們只要在課堂上為同學們介紹些敘事的理論與要求即可。在這我們採取任務導向，以寫出符合敘事倫理要求的案例為主要目的。但敘事不光是寫作，閱讀也同樣是重要的工作。每一位同學要繳交倫理故事以及評讀一篇，而每篇案例故事至少經過兩位老師來評分與講評，這些構成了第一本案例集的主要內容。記得當時是在一次偶然的機會下，當時醫學系林志隆主任看到了編者拿在手上正要評分的案例集，在編者的說明與林主任的閱讀後，浮現了出版為敘事案例集的想法：出版除了作為紀念外，在未來學校倫理教學上也會累積很好的教材。因而在林主任的大力支持下為我們籌到了第一冊案例集出版所需要的一切經費。

由於第一本故事案例集的成功，我們希望能有更多人閱讀這些富有情感與人味的臨床小故事，2015 年我們委託麗文文化事業正式出版了《白色倒影：敘事醫學倫理故事集》。很榮幸地，這本書也入選為國家圖書館臺灣出版 TOP1-2015 代表性圖書名單。

至於本次的出版《藍色簾子：敘事醫學倫理故事集》則是委託麗文文化事業正式出版的第二本案例集。藍色簾子象徵著橫跨病房的生與死、痛苦與醫療之隔，象徵著年輕實習醫學生對人類苦難的「初窺視」。在這窺視般的鏡頭下流動著對自己角色的迷惑，面對他人的痛苦與面容時，慢慢地茁壯自己意志的關心歷程。而本次敘事醫學倫理案例集，文本出於 103 學年度醫學系五年級必修的「醫學倫理」A 班課程。修習此一課程的同學共有 42 位，我們將同學分成 4 組，課程後每位同學必須完成一份具情境脈絡的臨床倫理故事，字數約 2000-4000 字左右。隨後進行案例互評，以兩人為一小組，交換閱讀倫理故事後，為對方所寫之倫理故事提出一份倫理案例評論，字數約為 1000-2000 字。最後我們還有期末的小組報告以及評值，由「案例評論 2 人配組」之小組 5 組（10 人）組成「團體報告小組」，相互閱讀故事及完成評論後，推選出其中最佳故事及評論各一篇，作為該組團體報告的代表作品，於期末公開發表討論。

隨著案例完成的豐富成果，接下來的則是繁雜的出版工作；我們向同學們徵求出版的授權，文字的修訂以及保護資料的修正。在 42 位同學中有 21 位同學的作品入選，並同意將自己的作品交由我們出版，而我們也允諾本書將以教學作為最主要的用途。構想書本結構、校稿、編輯、為每則故事命名、封面設計等等，這些都得感謝認真寫作的學生作者們、用心付出的可愛助理們，以及麗文編輯張如芷小姐的幫忙與協調，才得以慢慢成形。本案例集同樣授權於麗文文化事業出版，所得的版稅都將回饋給高雄醫學大學醫學教育基金會，作為未來敘事案例出版之用。

再來是導讀與序言的部分。導讀的部分由授課老師針對如何深入理解敘事醫學倫理作品進行導讀，希望能讓讀者們較為快速地掌握敘事醫學倫理作品的內在結構。導讀部分的篇幅雖然不大，但卻是我們研究團隊幾年來討論與思考的精神所在，也說明了本課程教師評分的標準。因為案例故事就是依據教師評分的項目編排（三大部分分別是：敘事表達能力、倫理脈絡呈現與倫理內涵品質），並儘可能附上教師對案例與評讀的簡單說明，以幫助讀者們了解教師評量的內在過程。至於序言的部分，本書很榮幸邀請到國內醫學教育改革重要推手賴其萬教授、以及高雄醫學大學校長劉景寬校長作序。賴教授是國內醫學人文教育學界的大家長與典範人物，其多年來的提攜與鼓勵一直令我們團隊銘感於心。感謝臺大醫學院蔡甫昌教授在百忙之中跨刀相助，蔡教授在醫學倫理學界的盛名為大家耳熟能詳，也一直是我們學習的好榜樣。更感謝協同授課的高雄榮民總醫院陶宏洋醫師，以及高醫醫學系陳彥旭教授的賜稿。陶宏洋醫師深厚的倫理素養，打破階級與專業隔閡的開明作風，促成臨床與人文教師的長期合作，讓我們無形中進行了許多深度的學習。他在高雄榮總進行極富成效的跨專業之倫理讀書會，帶給我們關於敘事醫學理論與實務更多的反思。而陳彥旭教授除是課程主負責教師外，自其擔任醫學系主任起便一直支持本課程，為我們帶來了良好的醫學人文授課環境。而且課程進行中陳教授也分享了自己感人的行醫故事，更讓我們印證了說故事在臨床中的重要性。

自己當然不能感謝自己，可我們研究團隊彼此互補與督促，也讓大家彼此成長了不少。本書的出版要感謝科技部醫學教育學門的支持補助，感謝我們的助理郁竹與憶湄，歷經她們辛苦聯繫與校正，以及麗文張如芷小姐的用心編輯，案例集才可能如期成書。另外恭喜郁竹在這段歲月中也升格為人妻了。

最後要感謝的則是本書真正的說故事者，本校 M99 屆醫學系的同學們。很多學生是我們從一年級相識到五年級的朋友與夥伴。看著他們專業知識與內心世界的成長，心中充滿著感動與期許。感謝他們無私地提供自己的故事，感謝他們用心所寫下的好故事，感謝他們共同為高醫的敘事倫理發展所奉獻的一段青春歲月。

導讀：敘事醫學與臨床倫理的交會

高雄醫學大學人文與藝術教育中心　林慧如

從中外小說到電視影集，「白色巨塔」一直是人們對於醫院乃至醫界高層縱橫捭闔權力關係的一種想像，畢竟醫療是一個高度專業化的領域，對社會大眾而言，臨床似乎是一個充滿神祕故事的地方。如何揭開這道神祕的帷幕，讓帷幕裡帷幕外的人們可以捐棄成見、相互接近，進而達成互信與體解，這是醫學人文教育長期以來努力的目標——將醫學從冰冷專業點化為人性化的實踐。近年來風行於全球的「敘事醫學」教育，即是聚焦於敘事能力的培養，期望以此建構臨床經驗中的人文感受，從而改善日漸緊張的醫病關係、提振日益低靡的醫療士氣。因之「敘事醫學」日積月累的點滴凝聚，可謂是醫學人文中的希望工程。也因此，繼 2014 年出版第一冊《敘事醫學——臨床倫理案例集》、2015 年出版《白色倒影》，我們繼續推出這本新的故事集——《藍色簾子》。

本書的特點在於「敘事醫學」，它與坊間常見的醫學倫理教案大為不同：其重點並不在倫理議題的提出，而在於臨床倫理脈絡的如實呈現——臨床實踐的「如實呈現」本身就是一種敘事能力的要求。「倫理議題」與「倫理原則」固然也是醫學倫理的重要主題，但是倘若缺少了敘事脈絡的貫串，議題與原則也只是截頭去尾的片段，如此習得的倫理知識總是缺乏深思的。且忽略事實的倫理判斷並非無害，往往容易產生先入為主、類比失當或斷章取義的謬誤。然而，由於大部分醫學倫理教案不曾強調敘事脈絡，許多人反而有著積非成是的想法，急於想在倫理故事中找到明確的倫理議題。若從這樣的角度來閱讀本書，恐怕剛好遺漏了這本故事集最精華的寶藏。

那麼，什麼是這本敘事醫學故事集中最精華的寶藏？幫助讀者找出它們，就是我們寫這篇導讀的主要用意。在 2014 年出版的《敘事醫學——臨床倫理案例集》與 2015 年出版的《白色倒影》中，我們曾針對「敘事醫學與臨床倫理」、「敘事元素」、「敘事表達能力」、「倫理脈絡呈現」，以及「倫理內涵品質」等部分寫下導讀，希望能讓讀者快速掌握敘事醫學倫理和案例故事編排的內在結構，本書不再一一贅述。在此僅針對敘事醫學倫理故事的理解進行說明、進一步釐清常見的誤解，希望為有意實踐敘事醫學的臨床教師提供入手的導覽。

「如何欣賞敘事醫學作品」一直是困擾許多臨床教師的問題。遺憾的是，這個問題並沒有一個簡單答案，因為其中牽涉太多不同層次的問題。例如：敘事有沒有客觀性？這是知識論課題；什麼是好的敘事作品？這是美學的問題；敘事醫學的真理性何在？這是形上學的問題。如果完全不曾探討過這些課題，敘事醫學的發展就只是一句口號、一個沒有實質內容的假議題。

儘管這些問題沒有一個簡單答案，但是，藉助於大量文本的閱讀與文學理論的剖析，人們還是可以學習欣賞敘事醫學作品。一則好的敘事醫學倫理故事可以讓人反覆玩味，乃是因為作品的豐富性（richness）、回歸性（recursion）、關聯性（relations）與嚴密性（rigor）等，都是我們評價一則敘事作品的潛在標準。有鑑於未曾深入研究過敘事的專業人員常有不知從何入手的困境，我們提出「敘事表達能力」、「倫理脈絡呈現」與「倫理內涵品質」這三大面向來分析敘事醫學倫理故事，以下分別介紹。

一、敘事表達能力

希臘哲人亞理斯多德（Aristoteles）在其美學經典《詩學》中揭示了情節、性格、陳述、思想、場景與旋律等元素為「悲劇六要素」。從《詩學》的提示而來，我們把敘事表達的基本元素歸納為故事線（情節）、場景、人物角色（性格）、人物互動（思想）以及用字遣詞（陳述）五大元素，並以各項細目提示作者，在寫作時應滿足閱聽者對於故事的基本期待：1. 故事線清楚，2. 場景描述充分，3. 人物角色刻畫鮮明，4. 人物互動觀察細緻，5. 用字遣詞合宜。

1. 故事線：故事線是核心敘事的主要內容及發展線索，據此讀者能追溯故事發生的時間、地點、涉及的人物、事件、過程及原因等。
2. 場景：病例格式的案例往往單刀直入，簡化或忽略背景的鋪陳；而深入的場景刻畫不僅能襯托主題、加深讀者印象，也能展現作者的視角與觀察能力。
3. 人物角色：醫療記錄式的教案省略了對人物的刻畫，使所有案例變成同樣規格的病例。然而，倫理的複雜性正是來自人物角色複雜的關連。
4. 人物互動：藉由記錄特殊意義的對話，能將「作者」身分還給各個人物角色，幫助故事中人物突顯其個人獨特、卻被忽略的價值。
5. 用字遣詞：盡量以描述來展現具體情境感受，避免使用濫套成語。才能將事件如實呈現。

例如在〈藍色簾子〉一文中，作者以「藍色簾子」展開故事線與場景，文中多次提到作者「拉開簾子」、「從簾外窺探」、「緩慢地將簾子拉起」，顯見作者想要了解病人伯伯內心的渴望，這樣的筆法不僅表達了作者身為實習醫學生的疑惑、情感與同理心，不知不覺中也牽動著讀者的心弦。文章以第一人稱的視角書寫，對於故事中出現的人物角色，包括病人伯伯、病人的牽手與家屬會議中出現的病人的女兒，都有幾筆簡單的刻畫。然而，儘管每個人物出場都只是速寫般的寥寥幾筆，但隨後再插入人物互動的關鍵對話，所有人物性格幾乎就躍然紙上。例如：

病人伯伯自己都說不清楚回家的願望：

「醫師，我敆當給你請假？我有代誌，暝阿敆埔一定艾轉去六龜。」

醫師焦急地回應：

「系啥米代誌咧？你這個感染敆問題阿未解決捏，所以喘氣的情形也不是針好，昧放心吼你轉去厝啦，二且六龜也不是離這邊很近。」

故事末了，婆婆突然放聲大哭：

「阮尢已經兩隻咖攏開過刀，已經很辛苦了，毋通再對他阿怎，厚依卡好度過人生最後幾年啦……」

經過如實的事件描繪，這些台語對話幾乎是故事的「文眼」，如果對話的原聲帶經過翻譯或遭到省略，通篇故事幾乎就被抽去了靈魂。例如，在醫療記錄式的教案裡，這個故事很可能被簡化如下：

> 一位 74 歲慢性阻塞性肺病的病人，男性，因為肺炎而導致呼吸困難。經家庭會議討論之後，家屬同意簽立放棄急救治療同意書。

這個以往大家都已習慣的案例格式，其實是完全不帶有敘事元素的。許多專家或許已經習慣接受這樣的案例格式。問題是，如果這個故事被簡化如此，成為一個「尊重自主議題」，作者或讀者如何可能對病人產生同理心？更有甚者，一旦習慣了這種案例格式，專家們反而回不到實習階段仍保有的敘事能力，無法如實展開臨床經驗過程。這種敘事表達的生疏連帶可能影響到倫理脈絡的呈現。

二、倫理脈絡呈現

倫理脈絡的呈現是「敘事醫學」與「臨床倫理」交會下的一個重要環節。坊間許多醫療記錄式的倫理教案雖然強調倫理議題，卻缺乏關於情節的描述，因此不能稱為「敘事案例」。

在亞理斯多德《詩學》的「悲劇六要素」中提到：「情節」（muthos）是首要原則，性格居第二位，思想意圖則排第三順位。」情節是一種「對動作與人生的模擬」，是悲劇的靈魂所在，以「行為者的觀點來呈現動作」構成情節的最基本要求。從亞理斯多德敘事學對完整故事的結構性要求中，我們提取出「情境的逆轉或發現」、「行為選擇」以及「觀點脈絡」等三項要素，作為倫理脈絡呈現的環節，這些要素共同組成一個「故事」（story）的整體，以此才能表達一個完整的「臨床際遇」（clinical encounter）。

1. 提供辨識倫理主題的資訊（情境逆轉發現）

在敘事醫學中，倫理的主題未必是一種「倫理兩難」議題。倫理脈絡是一種內涵更豐富廣泛的概念。能敏銳捕捉情境中的微細變化，代表作者同時具備了敘事能力與倫理敏感度。從敘事醫學的角度看來，如實呈現倫理脈絡遠比定義倫理議題更為基本重要。

2. 提供故事人物的衝突價值（行為選擇）

在倫理故事中，提供故事人物的衝突價值以及其行為的理由是很重要的任務。一般倫理教案固然重視醫療兩難抉擇，卻往往省略人物性格的描述，因為習慣科學訓練的作者總是致力於維持客觀中立的角度。然而，對於讀者來說，「不知道作者到底想表達什麼」卻是閱讀上很大的困擾。

3. 呈現倫理相關的情境資訊（觀點脈絡）

除了人物的性格與價值衝突之外，若無相關情境徵兆的鋪陳，倫理抉擇的產生是令人莫名其妙的，這樣的故事結構便是缺乏敘事的嚴密性。

例如在〈等待〉一文中，我們看見等待接受幹細胞移植的陳先生，一位深闇醫院運作、公認難搞的病人，住在蒼白冷調的空間裡；

另一位等待移植的女孩雖然還未出場，卻有一位守護身邊、健壯黝黑的弟弟進住輝煌舒適的國際病房，正準備為她捐贈骨髓。原本讀者們心中可能還正為作者擔心，是否在言談中不慎觸怒了 primary care 病人——那位眾人避之唯恐不及的陳先生。直到透過老師的言談知道「他其實已經配對三次成功，但最後都是因為對方不願意而沒有做成」，這個情境的逆轉使得作者開始深思病人行為表現的合理性：

> 在陳先生出院後，我時不時回想起老師描述配對三次成功卻未果的事實、陳先生躺在病床上蒼白的臉孔、以及在一旁略為焦急抄寫著數據的太太，其實將自己放到陳先生的位子上，我試圖想像他的處境，發現自己沒辦法將「控制」這回事想得那麼邪惡，每個人面對自己的生命、自己最親愛的人的生命，總是會有那麼一點不安與私心。

文章末了，作者終於第一次見到那位接受弟弟幹細胞移植的女孩，剛從隔離的移植室轉回溫暖輝煌的國際病房，作者從她的臉上看到了微微的笑容。就在老師親切地鼓勵女孩時，作者寫道：

> 那個剎那，我想起了我那已經出院但仍等待著移植的 primary care 陳先生，突然很希望哪天我也能親口跟他說出這樣一個象徵新開始的宣告，宣告著他的生命將有新的轉機、宣告他無盡的等待終於可以在那一刻畫下完滿的句點——。

從一位不受眾人歡迎的病人，轉身成為一位令人憐惜的悲劇主人翁，讓作者和讀者都深深為其處境感到不捨，故事的轉折是如此巨大，但敘述過程又沒有絲毫誇飾或矯情。這就是如實呈現倫理脈絡的敘事力量。

三、倫理內涵品質

最後在倫理學的面向中，我們以「倫理內涵品質」作為評分的重點。在亞理斯多德《詩學》中曾提到：一位優秀的詩人，其作品之所以能引發讀者產生「憐憫」與「恐懼」的情緒，乃是用一種較好的方式達成：亦即，以故事情節（而不是大製作大場面）喚起讀者悲劇的情緒，且「對發生之事溶進了同情」。此外《詩學》中也強調，「動作之所以能產生悲劇效果，必定發生在角色之間的關係」，因此優秀的詩人必須相當敏銳於覺察倫理的關係。據此我們提出「能呈現同理的感受力」以及「蘊含價值的反思」作為評分的項目：

1. 能呈現同理的感受力

同理心是醫學人文教育的重要目標，許多人將同理心定義為「觀點取替」。從敘事的角度看來，觀點取替只是同理心的一個面向，良好的敘事作品則更能進一步嚴謹地展現同理心升起的完整歷程。

例如，在〈田上小紅莓中〉，作者描述一位正接受化學治療的年輕男孩田小弟痛苦的神情：

> 他皺著眉頭，孱弱的身體蜷曲在病床上，臉上和唇上透

> 著些微甚至可以用慘白形容的血色，「ㄎㄧㄚ——ㄎㄧㄚ——」整間病房只剩床邊的機器以255gtt的速度注入小紅莓（epirubicin，俗稱小紅莓，一種化療藥）所發出的聲音，我們再次對到眼，他怒視著我，我知道非他本意，他應該痛恨著我身旁這瓶紅色的點滴瓶。

面對病人無禮怒視的第一時間，作者能抑制自己不起情緒反應，因為他理解到「他應該痛恨著我身旁這瓶紅色的點滴瓶」，這就是一種觀點取替的能力。但文章中最動人的部分，還是發生在作者經歷了與病人家屬接近而感受到「身分轉換」：不僅以「醫學生」的身分，而是以「朋友」的身分去探望病人。甚至家屬也願意與作者分享他們的心路歷程。例如：一次在病房外談話後，作者寫道：

> 田媽媽似乎既脆弱又堅強，眉宇之間我感覺迸現一線曙光，她如此樂觀正向，也因為家人的支持，我看到她強大的意志力。我為她說的話感動，而且產生一股奇特的呵護之情。她的要求實在很單純：希望兒子活下來，撐到下個治療藥物出現。看著她隔著口罩對我說出這些話的瞬間，我幾乎快哭了出來……

這是一個人性真誠相遇的瞬間，作者以文字做到了《詩學》所提示的「充分運用表情姿態」、「他們感覺到的情緒通過其所表現的人物產生自然的共鳴，才是最具說服力的」。這就是一種倫理內涵的顯現。

2. 蘊含價值的反思

近年來醫學教育非常強調反思能力的培養，「反思」雖然是一種思考的活動，但這種思考卻不僅僅發生在理性的層次。《詩學》中所謂「動作之所以能產生悲劇效果，必定發生在角色之間的關係」。換言之，對人物之間關連性的覺察乃是反思的重要基礎。

例如在〈截肢〉一文中，作者描述一位發生職安事故，卻疑似在其他醫院受到延誤治療的病人阿福。作者對病人深感同情但卻愛莫能助；在病例上詳實記載自己的判斷卻遭到主治醫師指正，應換成更「委婉」而無傷的用詞，掩飾前一位醫師的無所作為。作者寫道：

> 聽完老師的見解，難免有些沮喪，但我期待的答覆又是什麼呢？是真正的解決辦法，還是一個心安的答案呢？

這真是令人難以承受的情景。文末，作者以老師的諄諄教誨結束了這個悲劇故事：

> 「學弟，記住不要成為那樣的醫師。尤其是第二度來到急診的患者，務必留下來觀察，若是需要專業見解就趕緊照會，不要讓這種案例再發生。」老師停下腳步轉頭向我說，隨即快步離去。

在這個故事悲劇中，病人、作者與老師之間有著層層微妙的張力。原本刺龍刺鳳的病人讓作者心中頗為畏懼，隨著故事的發展，作者不僅放下了戒心，甚至私下裡還更努力地試圖為病人尋求資源。而老師一開始的反應，似乎潑了急於尋找真相的作者一盆冷水，但文章最後的這段肺腑之言，又為整個故事帶來迴盪不已的深刻共鳴。

＊＊＊

從這些作品中，我們看見「情境的描述」、「文學的隱喻」以及「倫理的模擬」三大部分。對於敘事醫學倫理的完整性而言，這三個重要環節缺一不可：因為有了基於情境的想像，才能點燃追求理想的熱情，進一步創造可能的真實。本書記錄高醫大 M99 實習醫學生們在「身為路障」階段的各種真實感受，不論是好奇、惶恐、心虛、困惑、挫折、堅持與感動等，篇篇都是真情流露，觸動人心。習醫的道路上，我們需要這種寶貴經驗的傳承。藉由這些敘事案例的閱讀，我們期望讀者能體會到不一樣的、人文與敘事的倫理行動空間。

I　敘事表達能力

1
他們

許庭瑜

他們，一個是30號，一個是31號，都住在加護病房的隔離室裡。

我的病人恰好在隔壁，常常檢查做到半途，抬頭就能透過觀察窗看見他們。

老師說：「這兩個都是NPC[1]，五十多歲男性，都沒有抽菸、喝酒、吃檳榔。」

「那家族史呢？」跟診醫師接著問。

「也沒有家族史，所以……」我回答。

老師又看了他們一眼，「唉，我有時候真的覺得他們蠻倒楣。得了這種病，卻也沒有『享受』到。」加護病房裡的很多人都是這樣，生病和往生都像是中了一個特別壞的樂透，沒有少做好事或多做壞事，事情發生沒什麼原因，也怨不了別人。

有一個太太，往往在會客開始前半小時便在外頭等，會客時間

1 鼻咽癌（Nasopharyngeal Carcinoma，簡稱NPC）。

過後只剩下護理師在整理，她也在一旁默默地待著。她長得就跟捷運上每個中年婦女一樣，有很像的涼鞋、差不多的髮型聲音和憔悴的眼睛，我不知道她是犧牲什麼過來的，持續兩個多禮拜，像交接班的學長姐一樣定期出現在我們的視野裡，無視匆促來去的我們，她的眼裡都只專注一件事情。

我去過她常去的病房，站在病床邊，隔離室裡都很安靜，只有一如往常的嗶——嗶——從螢幕傳來，代表一個 120/80 的正常血壓。第四支升壓劑，剛剛寫在病歷本上的。

她一直都在那裡等，想要找機會跟老師說話。

「蔡醫師。您好，我是想說我先生的水腫情況是不是可以多補一些白蛋白改善？」

「是是是，我知道腎臟有問題，所以就算要洗腎也都沒有關係。」

「血壓掉，好的我明白，那請問可以打升壓劑嗎？」

「還有就是不需要考慮錢，醫生您覺得該做什麼治療不用先知會我，就先去做。您跟所有的護理師都已經盡了全力在幫我的先生，真的很謝謝，很謝謝。」總是雙手交握，在很多個鞠躬之後。

她是我們所謂那種很認真的家屬，原則上知道每條管線，點滴裡頭的每一秒藥落代表什麼，她會感謝很多，可是你知道，通常只有一句關鍵語要給我們聽。要開始打仗了……。「你先生他，」老師會透過很厚的眼鏡，用堅定疲憊的雙眼對著家屬的視線說話，但盯著後頭更遠的病床，「他的腫瘤細胞已經吃到頸椎。那個傷口是，唉，這樣吧，我們讓你看看。」

這樣的病人脖子上當然有個很大的窟窿，插管的背景紅黃濕黏。一打開後，看到血管神經骨頭的開放性傷口，出現在會呼吸的人身上，他的太太連呼吸速率都沒有紊亂。我們等著她靜靜走出來，「醫生，真的，謝謝你們救他又那麼配合我們的請求，我知道你們都很努力。所以，請你不要放棄他，救救我先生，請你們幫他打升壓劑。」這番話說得我們硬生生閉上嘴巴，吞話時差點嚥岔了氣，輸了。她是31號房太太。

我去的第三天，30床就有很多訪客來，那樣的陣仗不是為了歡慶就是送行。妻子、小孩、姐姐趴在他的身上很用力哭喊著他的名字，因為拔管之後可能馬上面臨呼吸衰竭。但那個病人後來自主呼吸長達三天，送到安寧病房享有真正的安寧，而不是加護病房的「安寧照護」，我不知道後來他的家人在哪裡，跟他相處過多少身上沒有管線的時間。那時候印象很深刻的是，家庭會議他的姐姐和老婆淡淡笑著說：「我們當然要讓他舒服一點地走，剛好現在他的小孩也從國外回來了，趁這個時候，大家好好道別也很好。」是啊，生命的定義究竟是活著嗎？還是好好地走呢？

「但夜深人靜的時候，難免會想說是不是太多條命結束在你手上。家屬同意，但是你去push那個放棄的決定，這幾年，安寧推得越來越多，其實那應該是好的，可是要怎麼擺脫身上越來越重的命債的感覺。」承受的人不只家屬，但他們不知道。

「其實那個太太已經簽過DNR[2]了，她說她的先生不用急救可是還那麼堅持。」

---

2 放棄急救同意書（Do not resuscitate，簡稱DNR）是基於患者及親屬意願，由患者或其指定代理人同醫生簽署的法律文書。病患在平時或在醫院時須預先簽署，表明當他們面臨心跳停止或呼吸停止的狀況時，不願意接受心肺復甦術或高級心臟救命術來延長生命。

「有個太太，都會帶紅包袋還有符咒來拍打自己先生的身體欸！」

學姐她們都這樣聊著，大家可能都覺得她很奇怪吧，為什麼不放過自己的先生，硬要這樣讓他歹死，「歹死」，好像也沒錯。但我們能這麼釋然是因為放下還是麻痺了，自己從沒想透，卻也累著累著常莫名其妙就流眼淚，這就是釋然嗎？每聽到會客時間有大悲咒從 31 號那裡傳來，我沒能想透，因此也不敢心安理得與那些暗地裡閃爍的眼神對上。如果死生的選擇也有一種判斷標準，那它就必須跟倫理沒有答案的、千萬種可能的疑問絕緣，尤其是：何謂尊嚴——平靜地接受死亡，亦或掙扎到面目全非——沒有醫學對錯的問題在 ICU[3] 無討論價值，它是被放在肋膜積液和敗血症的處置之後的。這沒有什麼奇怪，因為要維持「生」並不難，我們只要支持漸正衰敗的器官，家人要生要死，我們又能怎麼辦呢？

抬頭又不經意看進觀景窗，30 號床已經空了。

孤零零的 31 號在那裡，被正壓呼吸器逼迫的胸口規律起伏，我幾乎每天都要問自己，這樣是活著嗎？扣除掉泛青泛紫的皮膚和比一般人兩倍大的臉龐，他確實是在呼吸啊！但他會不會其實很希望自己是 30 號，現在或已自由無牽。我想老師也常常透過觀景窗看吧，試著想像自己以兩個身分的眼睛與心在思索，在拉鋸著診斷，因為他有天在會客前一反常態靜靜地等待，我感覺他在下決心。他起身走向家屬時，我在後頭默默想著，要怎樣才能在加護病房十多年，情緒依然還屬於病人。

老師的聲音有點沙啞，背有點駝，他其實也才四十幾歲。

---

3 加護病房（Intensive Care Unit，簡稱ICU）。

「……太多的點滴進去，其實對他來講是更不好，增加他的痛苦而已。」

「所以醫師您現在的情況是升壓劑給他，抗生素也給他嗎？」

「抗生素有，就是所有的藥物我們都還是在給。但還是必須跟你們講的是，這個狀況真的不好了，坦白講，你們真的要去思考，什麼時候該放手了，因為真的讓他很痛苦。我們也看到他這樣的情況，我都覺得我很痛苦，我不知道自己這樣的治療到底是在救他還是害他……」

「我知道醫師說的，我自己也知道，我自己也是真的很想放。可是又覺得他一直在努力……」她哭了。「他自己是講過『不要放棄他』你知道嗎？」

「……我的想法是說，我們，就是包括你跟我們都已經做了努力了。」

「我知道。醫生這邊真的是很……」老師打斷她，我們都聽過幾十遍的話。

「當然醫療現在真的、不是萬能的。他的病其實從以前到現在，坦白講，他的腫瘤的部分，我想你也知道，基本上就是藥物反應真的是不……非常的不好。」

眼淚沒了，她說：「他是 10 月 3 號進來的，就這次最嚴重。他之前，我還讓他坐在輪椅，推他出去。他 10 月 3 號進來的時候，是因為他剛好抽血，也沒怎樣，就 10 月 3 號抽血後，主任跟我說『你來住院。』就整個垮下來了。」風向突然變了。

「不是，他其實是說那樣的情況代表一個警訊出來了，今天不是說看起來都好好，只是因為抽血……」

「我知道我知道，就是說也還好有抽血才知道。」太太說。

「你那個東西本來就需要抽血，高起來就表示一個警訊，就是代表他的身體已經開始有一些問題……」

「我知道我知道，就是謝謝醫師幫忙，我自己也有在做一些心理上的調整，就像你剛剛講的，如果真的不行，該給的都給了，就看他的造化了我也知道……」太太，她還是兩手交握不停鞠躬。

「我每次講，我每次掉眼淚，其實我也真的很掙扎，我知道他很辛苦，我也知道醫生這邊真的很努力、很盡力地不放棄他。包括護理師也真的都不眠不休地照顧他。我也說不出那種……說真的，我一直在等說，會有『奇蹟』。就像一年前，主任跟我講，他跟我說，『你就直接去安寧病房』，我說主任、你不要放棄他嘛。一年前，主任就跟我講，後來他真的也走過來。就是這樣子好好的可以到處走，主任後來看到也說：『你不簡單，我要盡量幫你治療。』」我看著他。心情突然複雜了起來。

她也覺得自己像我們為他奮鬥著吧。跟我們一樣。

「他就這樣一直撐。所以我也知道他很辛苦，我也很不忍，一直想說給他這些東西，是不是能有好一點的反應，我都是，一直存著一個希望。所以說，兩天前醫師說有機會轉到一般的加護病房，我也是很謝謝，原本很怕去那邊沒有好的系統，可是如果對他是好的，我也是覺得這樣子也 OK……可是怎麼突然間又這樣子起伏很大，所以我的心情也是跟著……我知道醫師你真的沒有放棄，我每天看到很多的針，就是你們給他的東西真的很多，很積極在幫我們治療，真的，我有看到你們很認真在治療。所以可能就像你說的，他真的太久了，很多東西已經沒有辦法再吸收，我們是不懂，畢竟……」

「……當然是這樣，所以說我才想說，到現在這樣的階段，我才會很直接地跟你講……」

「這些我已經知道也接受了，但就像你剛剛講的，你該給他的你還是給他，如果還是發生了最壞的情況，我還是接受，好不好？可是還是不要放棄他。」她又哭了。

「坦白講，以我顧他那麼久，已經不是單純的醫療了，站在一個人道的想法，其實是不是，不要再讓他那麼痛苦了。傷口那麼痛，又腫成那個樣子，我不知道，但我會覺得說，在不同階段我們治療的目標會有所調整，像以他現在這個階段，我們會放在要怎麼讓他舒服地往下走，而不是說還在求你剛剛所講的那個奇蹟，我自己覺得是這個樣子。就像你剛剛自己也講過那是奇蹟，坦白講，我想不會有奇蹟這個東西。」

「最後的那個還是會到來，現在你該想的是，要怎麼讓他走到那條路。當然要輕鬆、要掙扎，我們都尊重你的決定，如果是我自己的親人我也一定不想放棄，他也很努力了，但如果說已經到了極限……沒關係，你再想想看吧。」

出了門，老師像洩了氣的皮球，一下子萎靡了下來。他應該還是輸了這場戰爭，在家人的愛面前，怎麼爭都會輸，即使他是這麼努力，付出了自己的時間、知識、精神、情緒。

隔天來，31 號的床空了，我再也沒有看到她。學長姐說他到了半夜血壓一直掉下來，因為簽了 DNR 也沒有急救。兩個老人家跟一個媳婦來接他，31 號的爸媽就像背景一樣，他們之前總是默默地，當媳婦與醫師戰得難解，不間斷地按摩兒子過度腫脹的手腳，然後又默默地離去。老師說過，其實他們私下早就說想要放手了。

現在的 30 跟 31 號是肺炎跟紅斑性狼瘡。

在醫院，病人的名字變成了號碼，反正姓名不關乎治療；病人的生命成了數字，反正給藥關乎的是數據；而病人的生生死死多了，可能就真的能建立出一套標準吧，涵括家屬分型、解釋方向、疾病嚴重度。

加護病房另一頭，有一位在十歲女孩前喝巴拉刈鬧自殺的母親，她的小女兒每天畫一張有太陽笑臉的全家福，她的五個孩子輪流睡在病房外的會客室，她的老公每天在病床前喊著她的名字哭。主任每次想到要告知病情就頭痛，每次看到孩子哭學姐們也哭，不過沒有夠多時間讓他們擔憂，一次急性心室震顫發作後，枕頭邊的畫紙疊到五張，也不會再聽到安全門背後的痛哭失聲了吧。她真的不是存心要自殺的……我們都知道，可是生命是個開不起的玩笑。

加護病房的抉擇只是一線之隔，可是線內線外卻是死生契闊。家屬、病人、醫師、旁觀者，沒有人可以全身而退。

教師意見

以兩位病人故事的對比牽引出安寧療護的議題。作者文字刻意保持當時對話實際情景，顯得故事主角心情凌亂與彼此之間善意的掙扎。

〈他們〉評讀

楊庚瑾

故事一開頭便以簡潔的一句話帶出鮮明的場景，加護病房的隔離室中，生死攸關往往就在一線間，簡短的段落後落下的句點，彷彿揭示了生命交口選擇的沉重。

「他們」，這兩位病人作為故事主角，引領了兩條故事線，然而這兩條線有時交纏、有時卻往兩個極端走，是這篇故事鋪陳最為精彩的部分，兩位雖然就住在隔壁，也一樣都是鼻咽癌且預後不佳的病人，但其中一位的家屬遲遲無法放開手，就像是想用意志代替病人奮鬥一般，期待著任何奇蹟發生的可能，最後仍是未果；另一位的家屬們準備好了送摯愛的親人離開，後來病人拔管後自主呼吸了三天，反而像是享受了真正的「安寧」。讀者的情緒就在這兩條故事線間轉折又轉折，被對話牽動著情緒、對於這樣的情境對比感到惆悵。

「是啊，生命的定義究竟是活著嗎？還是好好地走呢？」作者在文中寫道，為故事中兩個迥然的情境問出了關鍵性的一句。在白色巨塔中，參與其中的我們一直被迫思考、面對這個問題，病人無言地躺在白色的病榻上，家屬、醫護人員這些在一旁的角色們上演著一次又一次的倫理劇。拜醫療進步所賜，對於醫師而言，要維持「生」不難，我們知道要怎麼使心臟的跳動復甦、也能夠找到方法使氧氣進入患者的肺部，但是這樣的「生」對於病人來說，真的是他想選擇的生命樣貌嗎？還是說這個「生」只是為了不願見到摯愛生命消逝的家屬、為了不知道自己是否有權決定他人生死的醫療人員而存在？就像文中所述：「……夜深人靜的時候，難免會想說是不是太多條命結束在你手上。家屬同意，但是你去 push 那個放棄的決定，這幾年，安寧推得越來越多，其實那應該是好的，可是要怎麼擺脫身上越來越重的命債的感覺？」

「安寧緩和醫療是藉由一組受過嚴格專業訓練的團隊工作人員，針對末期病人及其家屬，提供個別性的照顧計畫，滿足其身、心、靈的需要。在整個照顧過程中，病人有最大的自主權，家屬為全程參與，是一種提升癌症末期病人與家屬生活品質的全人照顧。」這樣的制度與定義雖已行之有年——病人有最大的自主權——但是臨床上所見最困難的是那些病人已無法為自己下決定的情境，雖有家屬代簽 DNR 的制度，但有時還是不免會想，這個制度真的符合原來我們所期待的安寧定義嗎？還是說它更多只是、為了生者們而存在的一個因應條款呢？

醫院裡病人來來去去，我們以床號代替姓名稱呼之，像是這篇故事裡的 30 床與 31 床，在一切似乎都能科學化、數據化的同時，作者提醒我們，雖然我們的目光往往注視著醫療本身，這樣沒有答案的倫理議題卻依舊存在，依舊在我們的眼角閃爍。

2
二十二樓

洪芊慈

「痛死我了，把我的狼牙棒拿來，我要打人啦！」

「惡魔！劊子手！根本是魔鬼派來折磨我的……」

「怎麼今天又是你這個母夜叉！」

當某間國際病房進行例行換藥時，總是免不了一場騷動，使人誤以為即將上演全武行。所幸木門之厚，隔音效果佳，不至於影響鄰近病房。病患陳先生眼看攻勢無效，轉為哼哼唧唧的碎念與掙扎。

「我在中國住院的時候都沒有人敢這樣對我！」

或許早已懶得搭理，經驗豐富的專科護理師對咒罵侮辱充耳不聞，閃過病患的攻擊，輕巧地撕下黏貼於病患胸前傷口的敷料和膠布、消毒、上藥，再包紮好，迅速撤出病房，不忘和護理站的同事們使個眼色，翻了翻白眼。過程中我完全不敢吭聲，選了個最角落的位置觀察，最後離開病房前偷偷瞧了病患與看護一眼，點個頭，小心帶上門，溜之大吉。初次見到實習生涯所接的第一位 primay care（主要照顧病人），可能彼此都沒有在對方心中留下什麼好印象吧。

四十七歲的陳先生是位臺商，今年四月底準備由上海出發出差，卻在上海機場突然感到胸悶，進而昏迷，緊急送醫後被診斷出急性升主動脈剝離，是相當危急的情況，因此立即在大陸接受開心手術治療，必須切開胸骨，修復心臟瓣膜，並在主動脈放置支架。然而術後恢復不佳，懷疑因感染導致骨髓炎，胸骨無法癒合。於中國住院期間也曾找臺灣的醫師前往治療，後來決定回臺灣接受高壓氧艙和負壓治療骨髓炎，確定治療好感染後，再評估應以何種皮瓣關閉傷口。

對護理人員極不客氣的陳先生，對主治醫師的態度也相當冷淡，在解釋病情與治療計畫時，總是冷冷地盯著主治醫師，一旁的看護倒是不斷為他道謝。實習醫學生的作業不多，記錄病患每日心跳、血壓、呼吸與傷口疼痛指數等是病程記錄裡最基本的項目，每天被實習醫學生詢問相同問題或病史記錄等身家調查，似乎讓他感到不耐，邊滑手機或盯著電視，大聲吆喝著看護買鹹酥雞和珍珠奶茶。煩惱晚餐該吃什麼，比一個實習醫學生的問診重要得多，也令我覺得自己的存在很多餘，離開病房才鬆了一口氣，暫時逃離不太友善的環境。國際病房的護理人員也很有默契，提到陳先生都露出一樣無奈的神情。

「那位病人剛來時，必須禁食才能接受全身麻醉的清創手術，他竟然抱怨肚子很餓，好幾次要我們在點滴裡幫他打可樂。」

乍聽起來像個任性使壞又不可愛的大孩子在鬧脾氣、不肯配合，讓護理師頭痛不已。

相較於求學、在大陸的工作經歷，陳先生不太願意提到家庭生活，問起時也回應得很敷衍、勉強。身為獨生子，長期在中國工作並擔任主管，家庭分居兩地，兒子帶在身邊親自盯著課業，由母親照顧起居，太太和女兒則留在臺北，理由是女兒不會念書。除了第一天看到女兒、太太和焦慮萬分的老父，其他日子則由兩位看護輪流照顧。

住院邁入第六個月，長期沒有外出活動的他四肢細瘦鬆垮，皮膚白皙，不過氣色卻很好。私底下偷偷問了護理師，換藥是否真的很疼，護理師表示，你看他那麼有力氣，喊這麼大聲，真正痛的病人根本不是這樣子。

位於這棟白色巨塔的二十二樓，國際醫療中心的診間、病房與護理站獨樹一格：燈光明亮卻不失柔和，從嶄新的桌椅和櫥櫃、拋光的木頭地板、壁上掛的畫作、到桌上擺的花卉，或許裝潢略顯俗氣，卻也看得出是精心設計過。再加上備有沙發、雜誌的貴賓休息室、寬敞的討論室，規模好比小型接待會館的大廳。

設立國際醫療中心的最初目的，是為了服務國際醫療病患所成立，強調優質的看診環境，專人指引、接待、陪同全程，甚至還提供全天候中、英、日、越語的醫療諮詢服務。病患可以預約門診，不必排隊，而國際病房全是單人房，因此與其他樓層相比，病患人數少了許多，不會見到一般早上換藥、查房等一大群醫護人員忙進忙出嘈雜混亂的景象。玻璃門之後，步調慢了下來，聲音也自動轉弱，輕聲細語是個不成文的規定。

當然，這樣的待遇並非沒有代價。住院每天需自己負擔六千六百元，而門診則是從一千五百元的掛號費起跳。出現在這兒的病患來頭也不小，不是富商巨賈如陳先生，就是某某名醫的家眷。他們不惜花錢接受任何自費項目的醫療，有時也主動要求醫師開立某些處方，即便主治醫師認為沒有這個必要，在無害的情況下，通常會依照病人的意願給予。在這裡，病患是客人，而醫院像是提供服務的商店，任君選擇喜好的商品。

曾有候選人提出，希望達到公平的醫療環境，鰥寡孤獨廢疾者皆有所養。國際醫療中心的設置則另闢其道，滿足渴望獲得更高水準醫療的病患。那樣的「公平」反而對他們是種折磨。有買家，必然有賣家，醫院獲利，對於醫療品質、醫學研究的提升是個相當大的動力，最後所有人都可能受惠。財富再度把人分了等級。醫院未必能與慈善事業畫上等號，我想要求任何人無償付出都是不合理的吧？

但看到查房、門診從來不穿白袍的主治醫師，到了國際醫療中心的門診竟穿起白袍正襟危坐，或是對金主們遣詞用字小心客氣，心裡難免有些複雜。醫療器材、藥物、病房等硬體設施是實質的，每一樣都可以計價，對於患者的尊重和禮遇，是否也包含在這樁交易之中？沒有背景、沒付那麼多錢的病患，就比較不值得被善待？而花大錢購買服務的病患，是否就不需要尊重醫療人員們的專業了呢？

陳先生與某些國際病房病患的態度不佳，醫護人員敢怒不敢言，避免衝突與可能的醫療糾紛，只能祝他們早日康復……

兩週後來到下一站，繼續跟 intern（實習醫生）學長挨家挨戶學著換藥、拆線、拔引流管。其中有一位住在四人房的老先生，在我們說明要拔出腹部引流管與拆線後，急忙將手邊的書與雜物收好，主動把床調高，怕我們彎腰久了會痠。拔引流管時，老先生身體緊繃，痛極驚呼了一聲，卻趕忙說不好意思，消毒包紮後不斷向我們道謝，使我和學長感到慚愧，沒能避免他的痛楚。

「我鄭重地保證自己要奉獻一切為人類服務……」

「我將要憑我的良心和尊嚴從事醫業……」

「我將要盡我的力量維護醫業的榮譽和高尚的傳統……」

不到兩個月前，白袍典禮上的醫師誓詞猶在耳邊。記得第一次聽到醫師誓詞有些慌了手腳，無法跟著覆誦第一句話：奉獻一切為人類服務。

我似乎還沒準備好要無條件地付出一切；我相信自己的良心，卻不敢保證是否能有尊嚴憑自己的專業執行醫療；而醫業的榮譽和高尚的傳統究竟指的是什麼，一時之間也說不上來了。

教師意見

對國際醫療制度的描述與反省，透過作者兼具理性與感性的文字，表達醫學生悲天憫人的心情。

〈二十二樓〉評讀

洪晨瑜

作者在故事〈二十二樓〉中，透過對於人物鮮明的刻畫，間接帶出白色巨塔中潛藏已久的矛盾。

無論是護理人員的互動，或是患者陳先生的情緒表達，都有詳盡的描述，然而這些描述卻不累贅，反而是循循善誘讀者進入故事的場景，親身感受作者身處的氛圍，最終引領我們思考最核心的議題——醫療的公平性；資本主義與共產社會主義是天秤的兩端，無論是何等的強權大國都不可能站在極端，而是在這兩者間抉擇，並衍生出各式的國情，這其中臺灣當然也不例外；在臺灣，引以為傲的健保體制即是偏向社會主義的產物，然而矛盾的是，在臺灣建國之初與日後發展都參考了美國的資本主義，各行各業也都盡量屏除第三隻手的干預，希望讓市場引導。正所謂中庸之道，任何事物都無法偏向極端，因此攸關人權的醫療即在政府的引領下，走向了社會福利。

醫療是社會福利還是商品呢？若是前者，是否真能做到全然的平等？若是後者，將商品做出階級差適當嗎？

文中對於醫療的定位並未下定論，而是留下開放性的討論，藉由陳先生的形象帶出社會中普遍存在的消費者傲慢，醫療固然可以用金錢換取到更尊貴的服務，然而這並非代表醫療是他所應得的；現今的醫院體制當中，或多或少都有藉由龐大自費項目盈餘，來彌平健保上的虧損，這或許不是政府草創全民健保時的初衷，但不可否認的是這讓健保特約醫院有了出路，或許是個病態的平衡，但卻讓全民健保不至於一夕間崩盤，進而繼續提供社會福利化的服務。

醫療人員對於這些權貴人士，往往被要求鞠躬哈腰，甚至逾越醫者應有的義務與尊嚴，醫者對於患者理應一視同仁，並不能有差別待遇，然而在這龐大的體制下，他們又有什麼選擇呢？文末帶出了醫師誓詞，留下了無限感慨。

3
溫度

陳柏仰

坐在護理站，半夢半醒間勉強睜開眼睛，醫院的冷氣總是舒服地讓人想睡，不能怪我。

老師查房是出了名的久，每次四小時起跳，等於每天要花上一半的上班時間在這，雖說討論病情、看病人、接觸臨床是我們當醫師的天職，但身為一介實習醫學生的我，還是很擔心做不完那堆得半山高的 paper work（文書工作）。

「你覺得她現在有沒有可能 peritonitis（腹膜炎）？ SBP 呢？來，你說一下什麼是 SBP，對，你。」

被掃到了，我現在看起來肯定一副睡眼惺忪。

「SBP 是 spontaneous bacterial peritonitis，細菌性腹膜炎的一種情況，容易發生在肝硬化併腹水的病人。」老師沒有接話，眼神示意我繼續說。

「呃，可能是因為門脈高壓造成，血流太多、血管擴張，細菌堆積跑到腹腔，造成，發炎？」我唬爛得很明顯。

「回去查。」老師拍了拍我的肩膀，眼神很殺，旁邊的 R3[1] 學姐笑得很詭異，感覺正在想回去要怎麼發一篇描述愚蠢學弟的臉書動態。真衰，明明就不是我負責的主要照顧病人，看來跟這個老師是要把名單上全部住院病人的病情都看過一次了。

「那你們覺得，她會怎麼 expire ？」

「敗血症。」

「對，這可能是對她最好的方式。所以我們的目標就是症狀控制，讓她不要那麼痛苦，注意管灌飲食的量，沒有問題就照舊。好，下一個。」

終於又討論完一個，比我晚開始查房的同學這時候已經查完回討論室玩耍了。引起我注意的是 expire 這個詞，在醫院，我們用「過期」來表示一個病人的往生，這位六十二歲的婆婆怎麼了？讓平常一向是把治癒當作治療方針的醫師，變成討論什麼方式讓她安穩地死亡，這裡是安寧病房嗎？

抬頭看了一眼「腎臟內科」的指示牌，不久後……我又睡著了。

***

推開了病房門，是一間單人房，是自費加了不少錢的那種病房。我們一行人魚貫而入，老師領軍，後面依序接著 R（住院醫師）、intern、clerk（實習醫學生）、藥研所的實習生，成一個母雞帶小雞的陣型，那老鷹呢？我想是病人吧，還有家屬。

不過婆婆看起來不像兇猛的老鷹，全身插滿管子的她看起來略

1 住院第三年醫師。

顯虛弱，肚子上還開了一個腸造口，沒什麼排泄物倒是充滿空氣，我想到腸阻塞，因為某天晨會被學長電過，所以記憶猶新。旁邊家屬只有一個，看起來應該是女兒，以及一個看護。簡單寒暄過後，老師開始向家屬解釋病情。空氣瀰漫著醫學名詞的隻字片語，腸氣、腹水、菌血症，我早有聽不出所以然的心理準備，一如往常的查房，我的標準作業流程。

「醫師，托你的福，這幾天身體舒服多了。」

我很驚訝婆婆開口的聲音平穩而沉靜，而且談吐十分優雅禮貌，仔細一看，眼神清澈而睿智，倘若今天不是躺在這的末期病人，想必是位像英國女王般雍容華貴的女士，大概就是因為這種談話的氛圍，病房裡意外的平和純淨。整個過程不過幾句寒暄就結束了，病人也沒有特別的疼痛主訴或症狀，我們再度以母雞帶小雞的陣型離開病房。

「明天再說吧。」依稀聽到老師咕噥一句。

在前往下一床的路途上，intern 學長提醒我剛剛的病人要注意一下，那位女兒職業是護理人員，講話做事要專業小心一點，我點頭。

***

一個不算太悠閒的下午，應該說，悠閒的是整間討論室，但忙碌的是我，懺悔積了好多天病例沒打的我。剛看完那位婆婆的病歷摘要，是大腸癌，動過手術、做過化療，但治療還是快不過癌細胞轉移的速度，轉移到肺，轉移到肝，轉移到子宮，然後壓迫腎臟，腎功能盡失。身體壞了一大半，我卻想起婆婆堅毅果敢的眼神，暗自在心裡佩服。但佩服沒有持續很久，因為我現在的情況就像在開學前一天趕暑假作業的小學生，被一種無名的煩躁感來回拉扯千遍萬遍。

「學弟，on NG，要來嗎？」學長推開門，聖光籠罩。

「好！」我是個開學前一天沒寫作業，還跟朋友跑出去打球的小學生。

***

NG 指的是 nasogastric tube，也就是鼻胃管，從鼻孔插一支管子一路通到胃裡，把食物灌進去，主要用在無法自行進食的病人身上。通常來說，病人分成兩種，一種是意識不清的，遇到這種你技術不純熟也不怕，把家屬請出去之後壓力是零；另外一種，是意識清醒的，可能就比較危險，例如要冒著被病人毆打的風險。這次要放的就是意識清楚的病人。

「不然還是我來放好了。」我們在準備室裡備器材，學長嘀咕著，「而且家屬也是專業人士，不好讓你來。啊，就是那床大腸癌的阿姨，學弟還記得吧。」天底下就有這麼湊巧的事。

拿著凝膠和手套進病房，經過幾天查房下來，對這間病房也有種親切的熟悉感了，婆婆依然用一種端正的姿勢躺臥著，相較於我偏好的意識不清病人，她的精神狀況看起來再好不過了，要不是周邊好幾袋點滴，還有腹脹肚子上的造口，完全不像是癌末病人該有的倦怠樣子。女兒在一旁照看著，看著婆婆的眼神充滿不捨與憐憫。

「阿姨，來幫你放 NG 喔。」

「好的，麻煩輕一點。」

學長嫻熟地在一瞬間潤滑了鼻胃管，用手勢測量了下距離，筆直地從鼻孔一個完美角度切入，看來一切會很順利，直到婆婆哀號了一聲，蜷起身子。

「阿姨，怎麼了很痛嗎？」

「痛！」婆婆把五官全部皺成了一個點。

「阿姨忍耐一下，我們一次把它放進去，之後就會感覺輕鬆多了。」婆婆沒有應聲，但表情依然十分痛苦。照理來說，管子若沒有跑到口腔或氣管，食道又沒有潰瘍或阻塞，鼻胃管放置過程應該是不會痛的，但就是不知為何婆婆會喊痛。

「媽，忍耐一下！」女兒緊緊握著婆婆的手。家屬是護理人員的好處，她知道我們在做什麼，至少不會不明究裡毆打我們。此時學長又把管子往裡推了一點點。

「很痛！」婆婆叫道，縱使聲嘶力竭，音量卻顯得虛弱。

「那我們停下來休息一下，好了再繼續喔。」學長停下了管子，隔了五到十秒後繼續往裡前進。

「停下來！」婆婆再度斷然拒絕。

「阿姨稍微忍耐一下好嗎？不放進去的話，之後……」

「不，不要了。」婆婆緊閉雙眼，眼淚潸潸留下，呼吸聲很大，身體語言完全拒我們於千里之外。頭一次看到婆婆近乎失去理智的樣子，有點嚇到。

「忍耐一下好嗎，我們再試一次，不行就不要了。」學長話是這樣說，但語氣卻沒有要讓步的意思。婆婆像隻認命的受傷小動物，顫抖地接受這樣的酷刑折磨。

反覆進進停停了數次，歷時大約三、四十分鐘，總算完成了鼻胃管放置，這平常完全不費力的簡單操作。

「謝謝，還有對不起。」婆婆看起來依然很痛苦，但呼吸總算平穩了下來，彷如剛參加了什麼極限運動後的喘氣狀態。

「對不起剛剛對你們口氣那麼差。」婆婆還是道歉。

***

「除了敗血症，她真的沒有更好的方法 expire 了吧？」

反常地，這次的問句不像是有答案的在考我們，老師的語氣像是真的在詢問我們的意見。

老師後來默默說道：「我希望她用最不痛苦的方法離開。」

***

今天的婆婆看上去很開心，笑容滿盈。兒孫輩全部圍繞在病床邊，病房的溫度比平常舒服。

「今天早上回家一趟，心情很好。」

住院病人一般來說是不能離開醫院的，若要請假也必須要有婚喪喜慶等緣由。婆婆之前一直希望能回家看看，自己的身體情況自己最清楚，可能也覺得該回家看一看了，所以用喜宴的名義請了半天假回去，以圓滿自己的心願。

「如果沒有特別不舒服的地方，之後再來看你喔。把握時間跟家人聚一聚吧！」語畢，老師領著我們出病房。沒多久，老師卻在走廊上停下腳步。

「還是說不出口。」老師回頭苦笑著說。

***

計畫是這樣的，感染就給抗生素，水腫就拉水，疼痛就給嗎啡，對於細菌的生長蔓延，我們既不加速也不積極去壓，就隨她在自然病程中進展下去。最終也是可預期的，敗血症導致多重器官衰竭，然後心臟 shut down。

我們在護理站討論過無數次這樣的病程與計畫，也演練過無數次要怎麼將一切告知家屬和病人本身，但也無數次的，到了病房床邊，說不出口，無功而返。

***

離站前一天，婆婆彷彿變了一個人。

以往優雅的女士，如今看起來眼神空洞，是嗎啡的效果。

「你今天怎麼樣？」老師問。婆婆不發一語，瞪大雙眼看著我們。

「有沒有哪裡不舒服？」

「手能不能舉起來我看一下。」

「你叫什麼名字？」

沒有回答，婆婆只能輕微點頭或搖頭，但似乎是無意義的。肚子脹得更大了，因為阻塞的關係無法進食，營養皆來自靜脈注射，也因為腹腔空氣擠壓到胸腔，呼吸變得困難。

「你手上拿的是什麼？」

「信。」今天頭一次聽婆婆開口說話。

「看完了嗎？要不要先放旁邊桌上？」但婆婆抓得很緊，保護生命裡重要的東西那般強烈。

「如果有哪裡不舒服，再跟我們說。」說完老師再度領我們繼續這趟永無止盡的查房。離開前我特別再向婆婆揮了揮手，想要說再見，卻卡在喉頭說不出口，鼻頭一陣酸。

教師意見

醫療的特殊環境讓我們看見痛苦下的謙卑與人性光輝。作者對人物與性格的描寫動人，表達淡淡卻持久的憐憫。

〈溫度〉評讀

彭嗣翔

本文將從兩個層面評析〈溫度〉一文，分別為故事敘述能力、倫理衝突的描述清晰度。最後會再針對本文的倫理衝突做一些討論。

故事敘述的十分流暢，說故事的節奏掌握得很好，用詞精確而有些華麗，人物描繪清晰、立體。這是個簡單的故事，讀完後沒有產生很複雜的情緒，只有一絲傷感，持續很久的那種。總體來說，作者是個極佳的故事陳述者。

這篇文章中，可以作為倫理討論的部分有三個。首先是醫學生的床邊技能練習，另一個是病情告知，最後是臨終醫療的部分。臨床技能都是需要不斷練習才能熟練的，而練習的對象就是病人，這部分可以討論技術學習、傳承，與不傷害原則間的抉擇與取捨，但這並非作者強調的重點，因此本文就不加以討論這部分。病情告知的部分，本文中因病人的預後十分不佳，主治醫師一再猶豫該如何將此向病人做詳細的解釋與告知，最終依然開不了口，這部分雖沒有直接敘述醫師的情緒，卻隱含著醫師理性與感性的衝突。而關於臨終醫療，故事中是以症狀治療，而這偏向安寧療護的專業部分，因此也不做過多的討論。大體來說，這篇文章關於倫理衝突的陳述並不明顯。

總體而言，這是篇敘述極佳，而倫理衝突不明顯的故事。我想，如何將兩項因素綜合並做整體性的評論是有些困難的，畢竟如果要突顯一個倫理衝突的情境，勢必會留下一些刻意塑造的痕跡，而一篇故事也將不再順暢。終究，這是一位作者對於「故事」與「倫理事件」

的取捨，難以客觀評價哪個選擇是比較好的，評價的差異僅出於評論者的偏好。因此最終對於這個故事的評價，依然是正面的，畢竟一個不特意將倫理衝突放大的故事，才能讓大家更客觀地、不受故事敘述者引導地，敘述自己對於特定倫理情境的看法。

最後關於這篇的幾個倫理討論點，我想此文引出一個很值得思考的方向，一位醫師該如何做末期病人的病情告知，或者更精確地說，一位醫師面對末期病人該如何調和內心的理性與感性，更進一步來看，病人與醫師間又該是怎麼樣的關係。雖然我們總是說病人有知道完整病情資訊的權利，病人有自己做決定的權利，而醫師把全部的資訊告訴病人後，讓病人自己做決定，這樣又有什麼思考空間呢？或許該思考的是醫師究竟該、能夠介入病人人生的多少部分。醫師究竟該將那條與病人間的界線畫在哪裡，過度介入有其缺點，畢竟我們無法為病人的人生負責，也須避免病人對於醫師的過度依賴；但過度抽離、旁觀，讓病人獨自面對艱難的決定，又是一位醫師該做的嗎？且即使將再多的資訊告訴病人，病人對於醫學的認知還是有很大的極限，這種情況下做決定是否過於殘忍？逐漸走向防衛性醫療是目前的趨勢，但自我保護外，是否也該避免自己成為冰冷、殘忍的醫師呢？倫理討論終究是沒有標準答案的，只是一起分析各種情況、各種選擇，折衝與調合後，做出大家都能接受、比較符合社會期待、比較有人性的共識和選擇。

4

YOLO[1]

曾冠華

醫院是個莊嚴的地方，鮮少有人抱持著歡欣的期待來到此地，但各地的朝聖者們仍在囑咐的時間內前來，懷抱著各自的擔憂，並祈禱這趟朝聖之旅的終點不留悔恨。

他們頂著清晨的微曦鑽過醫院的自動門，裡面的空氣雖不至於冷冽卻讓人緊張，表皮的微血管緊緊匝在一起，電梯門前排滿了面無表情的人們，唯一的談笑聲從面露些微疲態的實習生中傳出，乘著擁擠的電梯，在某一樓把自己像流膿的青春痘般擠了出去，最後這些人在某一科的診間外張望一下，挑了一張空著的座位，看了一下螢幕上的號碼、評估一下多久會叫到自己，決定是否能小睡一下補補精神、或是確認一遍醫師上次交代的事項，同時不自覺地想像著醫師會露出什麼表情來迎接自己呢？直到護理師步出診間叫喚自己的名字之前，總算可以歇息一下了。

來到醫院的人們，大部分的時間都花費在什麼事情上呢？等待，

1 You only live once，活在當下。

等待著檢驗報告出爐、等待著醫師的解釋、等待著祈禱得到回應、等待著一切過去，等到不用再等待為止。

醫院的門診區如教堂般，一排排整齊的座椅擠滿了安靜的人們，臉上凝結著難以參透的心事，站在走道的人則努力灌著水，等著膀胱脹滿起來；牆上的數位叫號看板如供養聖靈的神龕吸引眾人頻頻的目光；醫師們的診間是密不透風的告解室，來者傾訴心中的擔憂與難對他人啟齒的祕密，這裡不談論是非，不評斷優劣，不計較高下，桌子一端的醫師秉著良心提出建議，遵循邏輯做出診斷，而實習醫學生們則是板著臉孔的雕像，占據在最不引人注意的角落，一語不發地冷冷注視眼前發生的事。

我坐在診間角落的摺疊椅子，看著林醫師鍵入剛才下的診斷，同時飛快地檢視下一份病歷，林醫師把握這個空檔為我簡短解釋一下剛才為何做出那樣的處置，並不時丟出一兩個問題確認我沒有失了神，而下一位病人即將進門；這就是一位實習醫學生在診間度過一個上午的流程。大部分的人進入診間直接向醫師打招呼，在座位上快速安頓好自己，並向醫師侃侃訴說此趟的來意，連瞧都不會瞧我一眼，或許是我這身白色短袍把我的無知掩飾得非常完美；林醫師的病人很多，一個早上總有四、五十人等候著，林醫師雖躋身醫院主治醫師團隊一員，但資歷尚淺，仍未在某專科上建立起顯赫的名聲，所以各種疑難雜症雜沓而來，有人為一探檢查結果而來，有人腹痛難忍而來，有人久未見月經而來，大部分的人都可以得到完善的處置，藥物治療的效果就可以涵蓋許多婦科門診就診的主訴，腹部超音波檢查和血液尿液檢驗可以偵測許多微小病灶及早處置，頂多忍受一下內診或抹片的不適；其實人們大多是帶著笑容步出診間，初進診間時緊鎖的愁容如初春的泥地在冷雨和動物的踩踏下變得飽滿肥沃，林醫師也不吝惜讓她的微笑瀰漫在診間；不論決定來訪醫院時懷抱著多麼巨大的不安，多麼裹足不前，最後的結果並非總是令人失望，「正常」、「良性」、「自然消退」，這些話語輕盈地從醫師口中吹出，驅散不安的迷霧，雖然整件事我除了預想醫師稍後可能會問的問題外，完全沒有介入的餘地，仍跟著病人笑了起來。

一位年輕女性獨自走入了診間，跟醫師簡短地打了聲招呼，這次掛號是醫師囑咐要來說明前次手術切除子宮息肉的病理檢驗報告。林醫師先打了通電話向病理科確認切片的病例號和檢驗結果，慎重非常，那位女性也察覺到了些許的異樣，試探性地詢問醫師：「是惡性的吧，對不對？」並很用力地微笑著。

我越過老師望了望螢幕上的病例，驚訝地發現她跟我同樣年紀，懷孕十週，她擔心的不只是自己的情況。

「息肉切片的檢驗結果是小細胞性子宮頸鱗狀上皮癌，是惡性的一種，而且非常罕見，所以我建議及早治療對你比較好啦！」林醫師把語調放輕，不斷強調眼下對她最好的選擇是儘早開始治療，「那要做什麼？」她臉上的表情沒有太劇烈的變化，遲疑和不安的反而是林醫師，躊躇了幾秒後說道：「可能要把子宮整個拿掉。」語畢，診間除了小小聲的啜泣聲沒有人講話，護理師遞上準備好的面紙，林醫師等待著對方，也讓自己緊繃的心情休息一下。如果要等到預產期才做處理至少需等六個月以上，屆時癌細胞可能已恣意擴散，若及早處置則無法保住胎兒，林醫師希望她能回去跟丈夫討論一下再做決定，並強調小細胞性的子宮頸上皮癌非常容易擴散，自己的建議是及早處置比較好，同時將她轉給處理婦科癌症經驗較豐富的醫師接受諮詢，說明完後先讓病人由護理師陪同離開診間，稍作休息，而此時下一位病人已在門口徘徊。

老師在接到檢驗結果後，大概就開始在腦中排演剛才的場景了吧，要如何開口才不會嚇壞她，要如何把資訊確實傳達給神志動搖的她，要如何在她哭泣之後安撫她、讓她做出無悔的決定。護理師眼眶泛紅地整理著成堆的病例，醫師冷靜地聽著病人的陳述，我坐在我的角落。

我會怎麼做呢？若我是她的先生我會怎麼做呢？好困難。當醫師無法用專業替病患做出完美的選擇，該怎麼做？最艱難的部分留給了病人，無法阻止遺憾像鉛塊般沉入心底，當鉛塊撞到底部時所激起的悲傷，醫者只能從旁支持與安撫，難以止痛，這是我們不得不承受的現實嗎？

腦裡的風暴稍稍止息，壓抑著情感將它與現實分離，理了理情緒繼續專注於眼前的新問題，我是占據在莊嚴的教堂一角，屋簷上無言的雕像，深怕僭越。

幾天後在例行的 Chart Run[2] 中得知她將放棄肚中的生命，接受子宮全切除手術暨骨盆腔淋巴結與主動脈旁淋巴結清除，我很高興她做出了決定，並希望她不會後悔。

當時的診間，整理著成堆病例的護理師、點著鍵盤的林醫師，是否和占據角落不發一言的我，都有未能向那位孕婦說出口的話呢？這行醫生涯的一小幕，還會再上演多少次呢？很久以前在電影裡看到一句對白，是進行法洛氏四重症手術治療的先驅 Blalock 醫師對繼承

2 主治與住院醫師病歷討論。

他衣缽的學生提問的回答：「唯有身懷許多遺憾才能說明你活著，別去哀悼失去之物，而該謹記你為了挽回所做的努力和所下的決心」，當時診間裡的十五分鐘，悲傷席捲了脆弱的心，徬徨無助地啜泣，這不是我應該記得的姿態，而是那位經歷多天的煎熬，最後放棄即將誕生的生命，只求能陪伴身邊的人更長久的女子；下定決心的勇氣，承受悲傷的勇氣，接受手術的勇氣，這些奮鬥的證明，能溫暖醫院這座冰冷教堂，也給予那些占據在角落裡、屋簷上、壁龕中的雕像們，一點點往前站的勇氣。

教師意見

作者運用了角落、邊緣的視線，以平緩的語氣，慢慢觸及有如宗教般的神聖領域。

〈YOLO〉評讀

施昱如

初讀完冠華〈YOLO〉一文，能夠清楚掌握作者所要描述的重點故事和情節，以及想要帶給讀者在主軸議題上的意象，包括心境上的同理與認同。再細細品嘗一次，會發現作者在情境刻畫的用心之處，並以不同的視角切入（等待看診的病患、實習醫學生、主治醫師、護理師），描述在白色巨塔裡、一個個密閉診間外、診間內所進行的一切活動和隨之轉變的心情。如此流動的行文勾勒出讀者對於故事背景的想像與時間感，進而襯托後面主角的出場與重大抉擇，是本文優秀表現之一。另外，在整體段落的安排、內容的擷取與節奏皆勻稱自如也不失真，可見作者在敘事故事時的掌控力。唯一美中不足的地方在於，對於主角性格的描述與特色、家庭狀況、社經情形稍嫌不夠。若能加強刻畫，相信更能夠讓讀者體會主角做出選擇的原因、勇氣的來源。

〈YOLO〉一文中所呈現的倫理議題，可以粗略以三個主題做討論：生命的價值、女性身體自主權、醫療的角色。雖然三個主題都可單獨討論，但事實上彼此之間卻是密不可分。

主角面臨了可能失去孩子的苦痛與健康狀況的擔憂的雙重打擊，在診間掩忍不住情緒地淚流不止，而於稍微鎮定後，接著便是抉擇了。林醫師在解釋完病情後，包括：「可能要把子宮整個拿掉」和「及早處置比較好」，並在之後建議她能夠回去跟丈夫討論一下再做決定，後來的故事告訴我們主角的選擇。作者也在這裡說出了主觀的心情：「我很高興她做出了決定，並希望她不會後悔。」那萬一，她選擇的是留下孩子呢？

女性的子宮，從來就不曾真正屬於女性；一個在女性體內實際存在、纖細、柔軟卻又堅韌的器官，在父權意識主宰的社會之中，女性身體成為情慾客體，而孕育生命能源的女性主體，卻也在傳統中國家庭傳宗接代的男性主導文化中，不再能夠讓女性擁有足夠的自主性，就像到最後，醫師仍建議跟丈夫討論一下再做決定一樣，如果今天丈夫或者丈夫父母很想要小孩，那會是什麼樣的結果呢？因為父權，失去了主角的健康權，行文之間，作者（以男性角度）也理所當然地透露了對於另一個人（當另一個人是女性時）身體的掌控與欲望：「若我是她的先生我會怎麼做呢？好困難。」在這樣的情況下，主角沒有辦法「自己」決定要不要留住子宮，如果想法與家人衝突，又得面臨怎麼樣的壓力與困境。子宮，這樣一個密切影響著女性情緒波動的地方，卻離女性的情感如此遙遠。

在整個醫療的過程之中，我們必須給予病患本身對於身體的高度自主、尊重，並秉持不傷害與正義的醫學倫理原則。在這個案例中，醫師的確沒有為病患做出任何決定，但卻在溝通時不小心透漏了得跟家庭共同討論的意思，又將病患的身體，推向了別人。

想多聽聽在主角背後的故事，成長過程的歡笑淚水，直到在家庭裡扮演的角色，還有主角的心情轉折、對於生命價值的期待。或許在真正認識主角之後，就不會再這麼輕易地把「她的子宮」視為整個家庭的附屬品之一了。

5
藍色簾子

施昱如

他是一位躺也躺不住、坐也坐不太住的伯伯，病歷上說他七十四歲，卻擁有了多於七十四條密密麻麻的皺紋。

第一次拉開三號床的簾子，很難得看見在床上休息的伯伯，就像把待在病房視為每個病患的職責那般，靜靜的，而坐在一旁的是伯伯的牽手。一對夫妻若有所思地凝望某處，彷彿眼前的幾個白袍人沒有來一樣，直到住院醫師喊了聲:「醫師查房」，婆婆才緩慢抬起頭，一臉疑惑地望向我們。主治醫師走向病床邊，問了伯伯今天的情況，有沒有哪裡痛或不舒服、做了簡單的檢查，聽診、觸診、扣診，也翻了翻記錄紙，確認發燒，血壓、血糖的情況穩不穩定。醫師做完了評估，開始向病患和家屬說明：「伯伯是因為喘不過氣才來的，住院這段期間，他必須記得隨時攜帶氧氣，不管是上廁所還是出去外面。」奇怪的是，婆婆好像毫不在意地沉默於自己的世界，後來主治醫師就像廣播器一樣聰明地放大音量，婆婆終於猛然回首。第一次和婆婆直愣愣地對望，散落在臉上的滄桑卻隱隱約約有著內斂的堅強。主治醫師耐心地從頭以加倍的音量解釋一次：「而且阿伯現在也有肺炎的情況，血壓也偏高，要等這些處理好，才能出院喔。」等到夫妻倆緊繃的神情漸漸釋放時，這群白袍人才離開病房。拉上簾子時，我開始想像回到一片靜謐的婆婆耳裡，這些強弱不一的音波，聽起來是嘈雜尖銳的，抑或就如風吹過草叢般窸窣窸窣地響著。

第二次我們的相見，其實我僅僅算是個簾外的窺探者。等著intern學姐在二號床做病史詢問時，從晃動的小縫隙中，我的視線就這樣精準地擲進了伯伯的夢裡。應該是夢吧！其實我不太確定，因為安穩闔上眼的伯伯，卻不斷以同樣的速率將什麼東西抓在一起，然後打了一個個的結。微小的畫面裡，因為忙碌的伯伯瞬間變得挺擁擠的。「主待院以來，就開始變成這樣，灰灰阿，不管是白天、晚上，不論是得睏、也是醒著。」這個耳熟的聲音來自上次的婆婆，阿伯的牽手，似乎成了畫面最真切的註解。

正當我準備起身往前時，發現原來在簾子後的是兩位婆婆的對話。不知道怎麼地，突然我決定就這麼遠遠地看著她們，第一種糾結來自身為路障的身分顯得格格不入，第二來自不忍打擾在病房裡難得只屬於她們簾子內的那一小片空間。此時，學姐也完成了我錯過的二號床新病人，帶著我連同我的視線離開了病房。其實婆婆的描述不巧地吻合了在醫學上某一種叫做「譫妄」症候群的特點，但離開三號床的那一刻，卻不甘只化約為兩個字來形容我遇見的伯伯，甚至貪心地好奇伯伯想努力抓住的或是收藏的是什麼呢？那一些繫上的結，是願牢牢扣住的，或只是束之高閣前的整理呢？

「刷」一聲迅速地拉開彷彿沒有重力的藍色簾子，病床上卻是摺好的被子、乾淨的桌子，沒有一丁點兒伯伯住過的痕跡。就在主治醫師再三向住院醫師確認「該不會你讓病患出院了吧」的時候，伯伯沉重的腳步聲從房外慢踱進來。

「怎麼沒有帶著氧氣呢，又突然喘不來暈倒怎麼辦？」眼尖的主治醫師帶著擔心的語氣責備病人。

「醫師，我欸當給你請假？我有代誌，暝阿欸埔一定艾轉去六龜。」好像沒有聽到醫師的要求似的，伯伯反而提出了一個讓大家頭痛的請求。

「系啥米代誌咧？你這個感染欸問題阿未解決捏，所以喘氣的情形也不是針好，昧放心吼你轉去厝啦，二且六龜也不是離這邊很近。」主治醫師倒是反應很快地試圖說服阿伯，彷彿之前已經遇過類似的情況。

伯伯突然呆愣了一下後，又繼續重複說明回家一天的願望，像是想起來什麼重要的事情似的，卻說不清楚是因為什麼樣的事。就這樣與醫師僵持了一會兒。

「總之，案內ㄟ金危險，身為一個醫師，不可能讓自己的病人在還沒穩定之前離院。」直到主治醫師下最後通牒般篤定地命令，伯伯才不再嚷著。

白袍人隨後與主治醫師一一步行至其他病床查房，而伯伯無神地低下頭坐在床沿。這是伯伯住院的第五個日子，我想他是想家的，即便那是一個不構成理由的理由，但當思鄉之情滿溢時，卻再也找不到比「回去看看」更好的方式來宣洩了。

六龜，一個於我而言因為曾經駐足而留下記憶的名字，名字裡的味道是層層的熱情佐著恬淡，對人的熱情和對生活的恬淡自在。對於伯伯，六龜是一個什麼樣的地方呢？是個故事多到三天三夜說也說不完的地方，又或者是有太多情感而不以言語只能意會的地方嗎？離開病房之前，因為背著餘暉而看不清伯伯的臉，我緩慢地將簾子拉起，不如以往的輕盈，彷彿是因為倒映了駝著的身影而更加沉重的那個，藍。

白袍人環繞著主治醫師坐在電腦前，緊緊盯著病歷系統上的每一個數字，並反覆確認住院以來幾日的醫囑，這是查房前的例行工作。這日，主治醫師眉頭不自主地抽動了一下，就像小學老師看到同學不及格的成績般臉色有點凝重。「血氧濃度都不太穩定，肺炎的改善也緩慢，這樣的情況，會讓我們想到會不會哪一天喘不過來，需要緊急插管。」主治醫師跟白袍人解釋著，「通常當我們意識到病人可能有插管的風險時，一定要提前跟家人談簽 DNR 的事，不要等到真的發生緊急狀況，再猶豫病人本身或其家屬同不同意的問題。」接著主治醫師請託住院醫師幫忙約家人的會面時間。而螢幕上的畫面停留在那一張霧霧的 X 光片，左下肺葉濃密不一的白與稍大的心臟略有重疊地連成一片，是醫師們不樂見的 unclear lung（不清晰的肺野），讓我這個原本就不太會看 X 光片的小 clerk，更看不清楚伯伯的心了。

染著棕紅頭髮，約莫四十幾歲的高挑女子，半攙著婆婆走進面談室。她是伯伯的女兒，可能是女兒的高挑，媽媽反而顯得瘦小。社工師和個管師已經坐在那好一會兒了，一邊整理要用的資料一邊小聲交談。最後進來的是主治醫師，等大家都到齊一一自我介紹後，由主治醫師主導會議：「由於伯伯最近的狀況比較不穩定，主要是呼吸狀況不好，怕萬一需要施行急救時，會對伯伯進行心臟按摩或插管等。因為這些醫療行為相對上對伯伯本人會造成比較大的壓力，也有較高度的侵入性，怕你們會不願意，因為醫師進行急救是必須的。所以提前跟你們說明可以簽立拒絕心肺復甦術的同意書，這不是代表不救了，只是當醫師也認為差不多了只能進行插管等急救時，如果你們會想讓伯伯好受一點地走，萬一到時候管子已經插下去了，也沒辦法後悔。但說這些不是說伯伯一定會怎麼樣，只是先問一下你們的想法，上面講的有沒有哪裡聽不懂？」

「知道啦，聽得懂。」女兒回答完醫師的說明後，沉默了一下，再以加倍的音量向媽媽簡單說明，卻換來媽媽的沉默。

「其實我們都有想說要讓爸爸好一點過，我們家有三個兄弟姐妹，之前雖然沒有這麼明講，但彼此都知道彼此的意向。手足中只有我住在高雄市，之後他離院後會考慮住到我現在高雄的家，也會考慮請看護幫忙。」女兒不疾不徐地向大家說明目前的家庭狀況和初步的決定。

「雖然這樣，你們也可以再討論一下，畢竟是大家的爸爸，那媽媽呢？覺得怎麼樣？」主治醫師提問後，接著的是一片靜默，彷彿時間和空間都凍結了。就在個管師想進一步詢問媽媽的意思時，一向含蓄內斂的媽媽突然放聲大哭，在哭聲中勉強聽得到：「阮ㄤ已經兩隻咖攏開過刀，已經很辛苦了，毋通再對他阿怎，厚依卡好度過人生最後幾年啦……」婆婆平時很少說話，聽力也不好，但滿面的淚珠中似乎再幫婆婆吶喊著：「牽手，是一輩子也當不膩聽不膩的。」

「阿伯自己的意思是？」社工師提醒著。

「他也這樣想。」女兒代替沒辦法說話的媽媽回答。

「那好，接下來就交給社工師和個管師和你們談一些細節。」主治醫師做個簡單的結語後，呼喚白袍人隨他查房。

離開會議室時，我想起了藍色簾子後的伯伯，最後一次見到的他，還有他想念的六龜，是不是還有機會回去。

其實伯伯是一個慢性阻塞性肺病的病人，很容易因為肺炎或是其他原因導致呼吸困難，走到護理站再次打開 X 光片，想說練習分析看看。但卻不斷回想起伯伯努力把東西抓住的那個微小畫面，他，到底想抓住什麼呢？

教師意見

文字運用純熟細膩，人物刻畫深刻感人。以藍色的意像貫穿思念與不捨之域，在悵然中感受人性的樸實與無限。

〈藍色簾子〉評讀

曾冠華

實習醫學生在醫院裡是個尷尬的角色，介於醫生與學生、應用與理論之間，既派不上太大用場，卻又是未來的棟樑不忍揠之，在大部分的時候，在一個適當的距離觀看已仁至義盡，但作者不將視野侷限在主治醫師看訪的病床，注意到了許多不敢在醫師面前展現的心情，也讓它們吹動了心底的一池春水。

故事隨著查房所見前進著，醫師肩負的責任使之顯得嚴厲，家屬不敢明講的擔憂讓人愁，故事的情感圍繞著阿伯的夢，阿伯沒有詳細對他人訴說急切返鄉的理由，只在藍色簾子圍起的狹間獨自沉吟，眾人在深切地感受到阿伯返鄉的執著後，似乎也可以體諒阿伯違背醫囑的行為與看似任性的要求，目睹一切的作者懷著一點無奈與憐惜，在結尾回到身為實習醫學生的現實，打開阿伯的 X 光片練習判讀，但即使努力收束飛散的思緒，仍不免想起簾幕後阿伯的身影，暗忖當時睡夢中所攫何物。

阿伯的牽手，是阿伯心情唯一的流向，隨著作者與阿伯初見，兩人並未被龐大陣仗驚動，顧自凝望某處，不受打擾，好似掉出了這個世界，直至主治醫師揚聲，叮嚀一番後，兩人緊鎖的容顏才稍微舒展，夫妻兩人似乎不將醫師的囑咐放在心上，作者形容「我開始想像回到一片靜謐的婆婆耳裡，這些強弱不一的音波，聽起來是嘈雜尖銳的，抑或就如風吹過草叢般窸窣窸窣地響著」，教讀者猜想：是否有更重要的事情盤踞在阿伯的心頭，才令兩人心不在焉，並未對醫師的話語有任何回應或詢問。阿伯心中的願望最終在家屬會談時隨著婆婆的眼淚灑在大家面前，主治醫師問到婆婆對於阿伯放棄急救的意願時：「阮ㄤ已經兩肢咖攏開過刀，已經很辛苦了，毋通再對他阿怎，厚依卡好度過人生最後幾年啦……」兩人隱約感覺到來日不多，隨著醫療處置的力竭，迎來的終點並不是夫妻倆樂見的結局，阿伯不願向天多借一日命，只求遂了當時願，阿伯在文中並未對返鄉之意多言，但作者透過與阿伯最親密連結的牽手向觀者陳述。兩人在病床旁無言的對望，或許不是對病情的絕望，而是他們半世累積的默契已取代言語的必要，滿懷愁緒無釋處，在醫師面前只能支吾道：「醫師，我欸當給你請假？我有代誌，暝阿欸埔一定艾轉去六龜。」但這簡單的願望在醫師眼中卻是放棄與無知，注意到這小小願望的卻是站在別人背後的實習醫學生，在主治與病人面前雖無置喙之處，卻從一道由醫師背負的責任與壓力築起的鐵壁縫隙中，捕捉到病人的委屈、病人的真情。

最後阿伯的心願為何？有沒有在六龜見到心繫的景物與親朋？雖然沒有辦法得知，而作者在迭宕的劇情將盡時，帶我們回到簾中那位病臥床榻的老者，急切地舞著手，好似欲突破夢境，或許阿伯並不是打著結，而是解著一個個結，讓糾結的思念釋放，回到思念之地。

6

病房和家的距離

許瑛倫

「65-3 的那個病人怎麼樣了？」林醫師問。

「我真的搞不懂那個酒鬼到底想要怎麼樣欸！」負責照顧他的 intern 醫師回答，語氣中透露出對這個病人的不滿。

這個 intern 女醫師在同輩之中十分突出，做事也非常認真，看到她的時候總是在工作，但卻好像少了那麼一點人情味。

「他昨天晚上還喝得滿身都是酒味才回來，幫他照會皮膚科，可是皮膚科來的時候他都不在病房裡。」intern 醫師繼續說道。

這就是我對黃先生的第一印象，一個「酒鬼」，喝到肝都快壞了導致心臟也開始出現問題，卻仍然不珍惜自己的生命，繼續喝酒。但奇怪的是，他不聽從醫師的勸導，卻又在各個醫院尋求治療且到處住院，讓人不明白他想要做什麼。

「對於這樣的病人，我不會採取很積極的治療措施，畢竟他自己都不在乎自己的身體了，我們又要怎麼去照顧他呢？」林醫師平常對病人總是友善且關心的，無論在診間或是在病房，林醫師總是很有朝氣地與病人打招呼，並詢問他們今天的狀況好不好，也許是面對不願意配合的病人，林醫師也感到十分無奈。

隨著林醫師的腳步來到了病房，黃先生坐在病床上，看起來挺有精神的，不像其他病人一樣虛弱或是心情低落。林醫師簡單詢問了一下他的症狀是否有改善，也做了些身體檢查，順便解釋了黃先生目前的病情，並且告誡黃先生一次又一次不可以再繼續喝酒了。

「你最近還有沒有再喝酒啊？」雖然聽了 intern 醫師的報告後心裡已經有底了，林醫師仍試探性地詢問黃先生。

「沒有啦！你們說不要喝我就都沒有喝了啊！沒有啦沒有啦！」黃先生立刻否認。對於林醫師的告誡也只是隨便點點頭答應一下。

當下聽到黃先生立刻否認的時候，心裡有點生氣有點無奈，為什麼病人明明就有偷喝酒又不願意承認，明明就知道對身體不好卻仍然執意要酗酒呢？而昨天親眼看到黃先生喝得滿身酒味的 intern 醫師，聽到這樣的回答也沒有任何反應，也許是因為明天就要離站了，所以對於這樣的病人不想多花心思，但也許和他對質也沒有益處，所以選擇沉默吧。而林醫師可能因為黃先生拒絕透露實情也不願意配合戒酒，因此便沒有多說什麼。對於黃先生也沒有多做什麼處置，也因為黃先生的病情相對穩定，只需要回家服藥即可，因此林醫師決定讓黃先生在這禮拜出院。

原本我對黃先生是沒有什麼想法的，對我來說就是個目前沒有什麼特別嚴重的疾病，但是若繼續不好好照顧自己只會讓病情更加惡化，再怎麼來看醫生也沒用的病人。因此對於黃先生就沒有特別注意。

隔天，我隨著同學阿川、阿毛和小葭一起去看他們的病人，笨拙的 clerk 們才剛接觸臨床實務，不知道該怎麼獨自面對病人，因此總是結伴壯壯膽。看完阿川的病人伯伯正準備要離開時，後面那床的人突然叫住了我們。

「欸欸欸！來幫我做做檢查啊！來看看我的病到底是怎樣。」是那個「酒鬼」，原來每次阿川看完病人後，因為黃先生總是會要阿川來看看他、跟他聊個幾句。

其實我一開始對於黃先生有點抗拒，也許是因為 intern 學姐的描述而對這個人沒什麼好感，但這幾天阿川和阿毛常常被黃先生叫來聊聊天，所以他們便很自然地講起話來了。

「來幫我做做檢查啦！」

「好啊！那我們幫你做腹部腹水的扣診好不好？」阿毛問。

「好啊！來啊！隨便你們怎麼做，每個人都來扣扣看啊！」黃先生說著便躺下，主動拉開衣服要給我們檢查。我們便開始每個人輪流試著扣診看看。

「好像真的有 shifting dullness（移動性濁音）欸！」第一個上陣的是成績最優秀的阿毛，在我們之中，阿毛是最認真也懂得最多的。

「真的嗎？我也要聽聽看！」相較於什麼都知道的阿毛，我和小葭兩個就像瞎子摸象一般在黃先生的肚子上亂扣一通，卻似乎沒聽出個什麼。

「可是我好像沒有聽到有什麼鼓音和濁音的差別欸！」

「有啦！你再仔細聽聽看。」黃先生突然說道嚇了我一跳，而遇到如此願意讓我們學習的病人，我和小葭當然就再試著扣扣看。

等到我們全部都扣診過一輪後，黃先生再次問了我們他的病情到底如何。因為照理說我們是不該隨便解釋病情的，所以我們便簡單重複醫師講過的話：「你就是酒喝太多了，所以導致肝臟功能不好，然後漸漸影響到心臟，再這樣喝下去還會影響到腦部等其他器官，所以酒真的不能再喝了啦！」

「肝臟真的已經全部壞掉了噢？」

「沒有啦！還沒有全部壞掉，只是不能再喝酒了！」阿川試著向黃先生解釋道，不過當阿川說肝臟還沒有完全壞掉的時候，黃先生臉上突然露出詭異的笑容。就像是突然知道肝臟還沒壞掉就可以繼續喝酒的樣子。

「欸你不可以因為肝臟還沒有完全壞掉就決定繼續喝酒噢！這樣下去真的不行，真的不能再繼續喝了啦！」阿川也看出黃先生的表情變化，急忙告誡黃先生。

「齁你這小子噢！哈哈哈哈！」聽了阿川的話，黃先生笑了出來。我發現，在和我們聊天的時候，黃先生的臉上多了很多笑容，神情也比較輕鬆，好像很開心我們來陪他講話一樣。

***

到了黃先生出院的那天，我照例隨著林醫師查房，林醫師一一詢問各床病人的現況並做適當的處置，輪到黃先生的時候，我們才知道，原來早上就該出院的黃先生遲遲不肯辦出院，還控訴我們醫療團隊都沒有去看他，而現在人也不知道跑去哪裡了。正當我們要去找黃先生談談的時候，在走廊遠處便看到黃先生獨自走著。

「黃先生，怎麼了？怎麼不願意出院啊？」林醫師馬上走過去想了解黃先生的問題。

「啊你們什麼都沒有幫我做，也沒有幫我檢查幫我做治療就要叫我出院，我怎麼敢出院？」

「我們怎麼會沒有幫你做治療呢？你不是有在吃藥嗎？那就是我們在幫你做治療啊！」林醫師試著跟黃先生解釋。

「可是你們沒有幫我做檢查啊！我的病又還沒好你就叫我出院，這樣我之後不就還要再過來看醫生。」

「黃先生，我不是有幫你做了心臟的超音波檢查嗎？你怎麼會說我們都沒有幫你做檢查？」

「哎唷！只做那個沒有用啦！我想要做全身檢查。」

「黃先生，我們只幫你做你需要的檢查，如果你想要全身檢查的話，要到樓下健康中心去自費做檢查，這個我們不能幫你做。」

「為什麼不行？反正你們就是不關心，就要隨便讓我出院啦！你們這樣什麼都沒有幫我做，我才不會就這樣出院。」

「黃先生，我現在問你，你有沒有做超音波檢查？有嘛！有沒有吃藥？有啊！那你怎麼可以說我們都沒有幫你做治療？你這樣說，我覺得很對不起我們整個團隊，我們這樣照顧你，你怎麼會說我們沒有幫你做治療呢？」林醫師說著說著便有點失去耐心，口氣開始急躁了起來。

「和你們怎麼說都沒有用啦！」丟下這句話，黃先生作勢要離開現場不願意再談下去。

「黃先生這樣不行，我們要好好談談，你告訴我你現在需要什麼？你覺得我們團隊還有什麼沒幫你做到的，你現在提出來，這樣我們才知道啊。」林醫師馬上阻止黃先生離開，再次嘗試著和黃先生講道理。

「我的病就是還沒好啊！你就要我出院，你不知道我每次出院就會頭暈，你不知道我很害怕我會死在路上欸！」黃先生也激動了起來。氣氛開始變得緊張，站在旁邊的我面對這樣的情況整個不知所措。而除了原本我們團隊的醫師們，護理長和社工這時候也加入了我們的談話。這時林醫師也馬上詢問護理長黃先生家庭的狀況，原來黃先生一個人住在屏東，沒有任何親人，因此黃先生覺得之後還要開車來高醫看診很麻煩，想要可以繼續住院，但是黃先生的病情本來就需要長期吃藥控制，根本不可能讓黃先生繼續住院。

「黃先生，你現在的狀況回家吃藥控制就可以了，你知道醫院是一個很骯髒的地方，為了保護你不被感染，所以我們才希望可以早點讓你出院回家啊！」聽了黃先生的情況後，林醫師試著用另外一種方式勸說黃先生。

「我不管啦！我就是要住院，你這樣叫我還要從屏東跑來看醫生很遠欸！」

「如果你覺得很遠也可以在屏東醫院看診啊！屏東醫院的醫生也有從高醫這邊過去的啊！都是很好的醫生，在那邊看也可以。」旁邊的社工也加入勸說的行列，和林醫師的語氣相比，社工多了一點同理心，較為柔軟的語氣也稍微緩和了緊繃的氣氛。

可是不管醫師和護士長或社工怎麼說，黃先生就是堅持不肯出院，因此林醫師決定將黃先生請到討論室裡繼續溝通，我們也就離開了，不清楚後續的情形。

知道黃先生的家庭狀況後，再回想那天我們大家一起幫黃先生做身體檢查時黃先生臉上的表情，我想，黃先生也許只是想找個人陪他聊聊天、講講話吧！所以才會不想回到屏東的家而選擇到處住院，也許就算醫院只有醫護人員，但至少每天都會有人來詢問他的病情、關心他的情況，也許黃先生要的只是這樣吧。但這卻不是我們能夠介入的部分，雖然醫院有請社工協助，但我想，有些寂寞也許是什麼方法都填補不來的吧。

教師意見

語言順暢，故事發展明確，可讀性高。寫出醫院一角的落寞與邊緣人物。

〈病房和家的距離〉評讀

蘇詠中

這個故事敘說了一個不肯配合醫囑，甚至是住院之後不肯出院的病人，故事中我們可以清楚看到黃先生是一個非常不願意配合的病人，即使醫生們再怎麼好言相勸，他始終不肯好好吃藥、好好戒酒。奇怪的是，這樣一個不願意合作的病人卻對仍是學生的 clerk 相當有好感，一下主動找這群學生叫他們練習身體檢查，一下又抓著 clerk 聊天，在面對 clerk 們時，黃先生不僅笑容多了，神情也輕鬆多了。故事中的另一個角色，林醫生，在故事最後黃先生不肯出院時堅持要與黃先生好好談，盡量向他解釋醫療上所做的處置與黃先生現在的病情，幾次的好言相勸都是希望黃先生可以聽從吩咐，早早回家吃藥控制病情，儘管林醫師的語氣與表現不是十分和善，但是還是可以感覺得出來，林醫師其實也是為了病人好。

而故事一直到了最後我們才知道，原來黃先生一個人住在屏東，在家沒有家人的陪伴。孤身一人，離醫院又很遠，一直到了這時候突然可以了解黃先生不願出院的心情，一來家裡是個孤單的地方，沒有人可以講話聊天，二來因為疾病在身，又害怕在家裡要是出現緊急狀況沒有人可以及時發現、及時送醫。那種孤單又害怕的心情，或許就是黃先生不想出院的原因吧！

故事到這裡所要描寫的人物和事情大致都十分清楚了，我們從中體會到黃先生因為一個人住的寂寞，醫生雖然照顧了病人的疾病，但是卻沒有辦法好好照顧病人整個身心靈，強烈的對比讓我們不禁反思，我們以後都會是一個醫師，而身為這樣的角色，我們想當然爾會十分忙碌，我們可能要看病，要教學，要有研究成果，而在有限的時間中，我們都很可能會像這個故事這樣，我們很了解病人的疾病和狀況，但是我們卻仍然沒有辦法解決病人疾病以外的問題，時間有限，資源也有限，而且病人又是一個接一個，於是這樣的問題就變成了無解的難題。無論如何，醫生也不可能讓黃先生家裡可以多個人來陪伴他，雖說在住院時如果可以多加關心，並且讓社工適時介入，或許今天就不會演變到故事裡這樣的地步了，但對於黃先生而言，這樣真的就解決事情了嗎？我想是沒有的。

故事的結尾沒有提到黃先生最後到底怎麼結束他這次的住院，也不知道他到底有沒有回家，但這樣沒有真正結尾的結局更可以讓我們反思，如果當初我們換個方法，今天結局還會一樣嗎？我想答案一定是否定的，但到底怎麼樣算是真的完全解決這樣的事情，怎樣才會是一個最好的結局，我想這就值得我們細細咀嚼與思考了。

7
起跑點

莊子璇

八點半。無聊的晨會結束了，此時迎面走來一個人，「欸學妹，你是跟小惠醫師的 clerk 吼？我是你的 intern 學長，叫我阿睿就好。你第一天上班很幸運喔，九點產房見，有精彩的喔。」阿睿學長痞痞地講完了那一番話後，便笑嘻嘻地跟著他的夥伴們走出討論室。

「產房耶，所以是要看自然產嗎？！不知道會不會跟八點檔演的一樣，孕婦叫得要死要活一樣，還邊叫邊罵老公啊！」在胡思亂想的同時，半小時就這樣過去了，我在慢慢走去產房的路上，隱隱約約聽見慘叫聲，越靠近慘叫聲越清楚，只看到一群護理人員們在 032 病房裡進進出出，有的人推著心音監測器，有的人大喊「家屬呢？到底跑去哪了？」，有的人急忙打電話給小惠醫師，一陣混亂下，孕婦已經從病房推出來準備進產房。

我呆呆地站在原地，完全不知道自己能為這團混亂幫上什麼忙，此時，有人拍了拍我的肩膀，原來是阿睿學長，他穿著一雙勃肯鞋，踏著輕快的腳步，嘴裡哼著歌，我跟在他身後進了產房，見他拿了件藍色的隔離衣，我也順手拿了件隔離衣穿上，此時孕婦的慘叫聲反倒沒有剛剛那麼淒厲，聲音逐漸變小變弱。

「啊……好痛……」

「聯絡到小惠醫師了嗎？」

「032 的家屬呢？到底跑去哪了？這份文件要趕快簽啊！」

「快去叫血庫備兩包新鮮血漿。」

「痛……」

「intern 醫師你還站在那邊幹嘛快過來幫忙啊！」

「clerk 去站旁邊啦，超擋路的。」

「啊……」

我默默地將身體移到了角落，這時才發現狀況有點不太對勁，心想著：「這產臺上的孕婦肚子未免也太小了，怎麼看也不像足月的肚子，從陰道內流出的鮮血好多，這樣是正常的嗎？」終於，小惠醫師來了。不到五分鐘，一切都結束了，我只看見一個巴掌大的東西隨著止不住的血一起從陰道滑出來，接著胎盤也出來了，小惠醫師用盤子裝著，頭也不抬地交給了阿睿學長。

阿睿學長拿著那盤子，走到隔壁的房間，那房間像是個雜物室，右手邊放了許多箱子和一些器材，左手邊有個洗手臺，和幾個寫著醫療廢棄物的紅色小桶子，阿睿學長將那盤子拿到洗手臺下沖水，說：「學妹啊，你看看你看看，這就是胎盤，超噁心的吼，啊這就是死嬰，我跟你說喔，自從我開始 run 婦產科後，我就很久沒有看 A 片了啦，哈哈哈，我之前值班還半夜三點在這裡洗胎盤，整個超恐怖的，回值班室都睡不著了，啊你想不想摸摸看啊軟軟的喔。」我慌張地拿了個手套，小心翼翼摸了摸胎盤，體會那詭異的觸感，以及，那巴掌大的東西。

唰——！阿睿學長將那團東西丟進醫療廢棄物桶子內。

手錶顯示為九點半，我走出了產房，看到一個白髮蒼蒼的婦人，手裡還提著剛買來的早餐，一會以焦急的眼神望向產房，一會嘴裡又不知道碎念著什麼繞著圈走路。我走到護理站的電腦前，打開住院病人記錄，心想：「離十一點查房還有一陣子，我來用電腦看看剛剛那個孕婦的狀況是怎樣好了。原來 032 房的孕婦四十歲了，這次是第三次做試管嬰兒，才二十四週啊……欸小惠醫師還有另外一個懷孕住院病人耶……什麼！才十七歲就生兩胎了！太酷了吧！」

不久，產房緊閉的門打開了，護理人員們準備將剛剛早產的孕婦推回病房，那老婦人彷彿是看到了獵物似的，小跑步到了病床旁，以顫抖的口吻說著：「沒事了，都沒事了，別怕別怕。」

「媽，怎麼辦怎麼辦……沒了什麼都沒了。」病床上的她難掩失落。

護理人員們將 032 房安頓好後，拖著腳步，癱軟坐在 station 的位子上，一位短髮的護理師便大聲抱怨：「好累喔，一大早就見血。」

另一位胖胖的護理師附和：「根本白生啊。」

「哈哈，你才白癡啦。」

「那我要接……白目！」

不知怎麼地，大夥們竟然就這樣開起了接龍遊戲，我也跟著被逗笑了。

不知不覺十一點到了，小惠醫師開始一間一間查房，021 房開刀拿子宮肌瘤，022 房卵巢長了水瘤，024 房準備明天看良辰吉時要剖腹產，025 房則是那位十七歲少女。

十七歲少女名叫小芬，染著一頭金髮，身旁陪著她的是一位穿著熱褲翹著腳，年紀與她相去不遠的女孩。小惠醫師是一個溫柔親切的醫師，這時卻一反常態，用嚴肅的口氣說著：「小芬，照醫院的規定，你的狀況是一定要通知警察和你的家人，知道嗎？你爸媽知道你現在的狀況嗎？孩子的爸爸現在在哪？」

「我怎麼知道他們到底知不知道啊。」小芬翻了個白眼。

「總之，你小孩的狀況很穩定，你可以去嬰兒室看看他。等你爸媽來之後，我們得好好談談。」語畢，小惠醫師便浩浩蕩蕩地帶領著一群 intern 和 clerk 結束了今天的查房。

「學妹，今天查房結束囉，有沒有什麼問題啊？」

「小惠醫師我想問一下，二十四週的早產兒的預後如何啊，難道我們就什麼都沒有辦法做嗎？」

「學妹，早產兒的存活率之所以那麼低，主要可以分幾部分討論，最重要的是肺的發育，再來是腦部和腸胃道及心臟的發育，像今天 032 房她才二十四週而已，昨天半夜破水送急診轉送到婦產科，馬上打了安胎藥 yutopar 和促進肺發育的 rinderon，今天一大早就強烈宮縮，根本安胎安不住。你說，這樣二十四週的小孩生出來，硬要搶救的話，我也不是沒有看過，身上插滿管線，一堆器官發育不完整，一出生就要接受許多手術，學妹你難道不覺得這樣子的話，讓小孩走了才是比較好的選擇嗎？」我邊做筆記邊點了點頭，繼續跟在挺著一顆八個月身孕大肚子的小惠醫師身後，默默地往 station 走去。

「學妹啊，等一下小惠醫師要去旗津看門診，今天下午你就自主學習吧，看你要不要隨便找個病人聊聊天。」阿睿學長坐在 station 的電腦前補打週末大量進出醫院的病歷記錄，懶懶地跟我說著話。

「好耶，可以下班了！那我來找那個十七歲的小芬聊聊天好了，感覺超有趣的！這就是新聞常常播的社會案件，傳說中的小孩生小孩耶。」我敲了敲 025 房的房門。

「小芬，你可以跟我說說，你上一胎跟這一胎的情況是怎樣嗎？」

「你是剛剛查房跟在小惠醫師後面的小跟班，你感覺好年輕喔！我上一胎就我十五歲的時候，我前前前前男友當時二十歲，跟他做愛了啊，然後就懷孕了，所以只好生下來，孩子現在在哪其實我也不知道，好像是被社會局還是什麼局的吧，拿去給別人收養了啦，啊我因為這件事，還在打官司耶，好像是說那個男生犯了『妨害性自主罪』，打官司超麻煩的，沒完沒了的，煩死了！」

「那你這一胎呢？爸爸媽媽都不知道嗎？可是我看病歷記錄，你的孩子是足月三十八週生下的耶，他們怎麼可能沒有發現？」

「反正我本來就瘦瘦的啊，他們都以為我只是最近稍微變胖了，有一點點小腹而已，我都穿寬鬆的衣服，他們根本都沒發現，我超厲害的吧。我本來是打算要在家裡生，然後就用馬桶沖走。還不都是我旁邊這個朋友害的，硬是把我拖到醫院急診，搞得現在還要通知警察。呿！煩死了！」

「欸欸欸，你也不想想前天晚上是誰痛得要死，半夜十二點奪命連環 call 一直打給我，說你快痛死了，我才把你拖來醫院急診的吼，還怪我！」兩個正值青春年華的少女便開始你一言我一語互嗆對方，打打鬧鬧的好不熱鬧。

「你們兩個停一下別玩了，那我問你，你既然一開始就不想要小孩，為什麼不戴保險套避孕，或是早期墮胎把小孩拿掉？」

「我哪知道可以戴保險套和墮胎啊，又沒有人教我。」小芬聳聳肩。

「那小孩的爸爸是你現在男朋友嗎？」

「才不是吼，不過我跟你講喔，他很愛我，那時候他知道我肚子裡的孩子不是他的，他也不在意，還繼續跟我在一起呢！小孩的爸爸是我前男友啦，不過他現在人在哪裡我也不知道囉。也沒差吧，再把小孩送人就好啦。你不要跟主治醫生還有警察說這些事喔，我是覺得我們兩個年紀那麼近，你會懂我在想什麼，我才跟你說的喔。其他人問的話，我都要裝傻什麼都說不知道，嘿嘿。」

「嗯……那我大概了解了，你先休息吧。我晚一點再來看你。」身後不斷傳出兩位少女鈴鐺般的笑聲，充斥在整個醫院沉悶的空氣裡。

走出小芬的病房後，我聽見隔壁病房傳出一陣陣的慘叫聲，我探頭看了看，一位慌張的男子，拿著一臺相機對著床上的孕婦錄影，還不斷大喊著，老婆加油。護理人員們此時正準備將她推進產房。

教師意見

有希望擁有小孩而費盡千辛萬苦的媽媽，但也有毫不在意的小媽媽。作者以流暢的文字勾勒出婦產科的醫療與社會議題。

〈起跑點〉評讀

吳松霖

整篇故事的敘事口吻非常生動而貼近日常生活，循著字裡行間咀嚼，我們實習醫學生的一天彷彿躍然紙上：早上拖著疲倦的身軀開完晨會，晨會過後先到護理站看著學長姐昨天記錄下來的病歷，再到病房裡和病人一邊閒話家常，一邊找出病人今天和昨天的變化；最後，主治醫師來到了護理站，一群菜鳥實習醫學生、住院醫師、護理師、藥師等人圍簇在主治醫師身旁，開始了今天的查房。依據不同的科別和不同主治醫師所收的病人，每次的病情告知可以說是幾家歡樂幾家愁，在小兒一般科，進來的孩子們通常在接受治療後很快就能準備出院，主治醫師也不必太過凝重地面對病人及病患家屬；然而，若今天是加護病房的主治醫師，就得每天面對和死神拔河的病患及愁雲滿面的家屬們，這時的氛圍也顯得分外低迷。

或許是高醫今天身為南臺灣的醫療中心，在高醫見習的這段日子中，總是會如故事中所描述的一樣，見到來自五湖四海、性格森羅萬象的人們。故事以實習醫學生的一天，點出了兩位有趣的病患及三件值得思考的醫學倫理。

故事中提到的第一位病人，四十歲的高齡產婦，以及她那未能順利來到人世間的孩子，不禁讓人想到了幾件事情。我想，第一件事，也是故事中明確提及的，就是對於早產兒，我們到底該抱持著怎麼樣的心態去照護他們呢？不僅是早產兒，還有許多生產過程中發生緊急情況而留下後遺症的孩子們也是，若要持續照顧下去，或許能順利長大成人沒錯，但這成長的過程中，是需要多少的手術、藥物、住院、金錢、與最重要的，照護者的耐心與體力？新生兒科加護病房的主治醫師曾說過，正是因為看過太多這樣子的案例了：泰半選擇要照護的家屬，都被這沉重的負擔壓垮了，孩子活著也未必快樂，卻給了父母一輩子的枷鎖。所以現在每當她看著這些孩子的父母起初堅定的眼神時，總顯得分外惆悵。

第二個事情得和第二位病人一同去看：十七歲的少女，如今已是兩個孩子的媽媽，但少女本身卻視生命為兒戲，認為孩子送給社會局安置就好了；對比四十歲的婦人怎樣都難求一兒的悲歌，實在令人不勝唏噓，也讓人不得不深思生命的價值終究為何？故事中作者沒有給明確的答案，箇中奧祕只能讓讀者自己挖掘了。

最後，則是醫療人員執業中勢必面臨到的問題，當病人和你透露的事情，可能涉及一些民法或刑法上的問題時，身為知情者的你，到底該秉持替病患守密的原則呢？還是該站在法律的層面上選擇通報上層，以避免一些無法挽回的悲劇？這問題就像是小丑永遠愛追著蝙蝠俠來一場沒有定調的善惡對決一樣，小丑無法改變蝙蝠俠身為超級英雄的正義感，只能看著他為此煩惱不已，而蝙蝠俠也無法打破心中道德的最後那道防線，只能讓小丑鋃鐺入獄而又一次又一次的越獄。無止盡的爭論，千百個人就會有千百種想法，而我的想法也難以撼動你根深蒂固的認知。

II　倫理脈絡呈現

8
停擺的四點五十二分

詹博雅

「鈴鈴鈴……鈴鈴鈴……」

一如往常地，我按下了六點半的鬧鐘，伸了個大懶腰，往醫院的方向走去，昨晚第一次見R學姐眉頭深鎖，總覺得有些不大對勁。

自動門一開，又是這兩星期來再熟悉不過的味道，一股從第一床傳來的尿騷味兒，隔著口罩隱約還嗅得出來，第一床的弟弟是個急救後腦性麻痺的病患，在這病房已住了近三個月之久，床頭有臺小小的收音機播放著我們那年代的兒歌。

「螃蟹一呀爪八個，兩頭尖尖這麼大一個……」

「三輪車跑得快，上面坐個老太太，要五毛給一塊，你說奇怪不奇怪……」

我總會在書打病歷時一起哼誦著，然後別過頭去看看他，那孩子有時會發出大大的喘鳴聲，但多半是熟睡的狀態，有時可以淺淺瞥見睡夢裡淡淡的笑容，然後，我也會笑著再別回頭去繼續書打剩下的病歷。小玲護士如往常般為他換上新的尿布，然後就像例行公事一樣在他耳邊喊了聲「加油！」收拾後，便走向下一床。

這幾天裡，病房裡的病患都陸陸續續出院了，留下的多半是在院裡已住上了幾月之久的病人，但其生命跡象都相對穩定，還有幾個是因急性感染，在幾天後也會跟著出院的。看完每一個 chart（病歷）與昨天新出來的檢驗報告，我便轉往第七床和糖尿病的小妹妹玩鬧，但這裡是醫院可不能發出太大聲響，笑鬧聲都要稍稍壓住。

這是一個相對輕鬆的早晨，護士們愉悅地談論昨天上了哪家餐館，哪部新的韓劇好看，intern 學長翻著《Nelson》[1] 仔細讀著各個章節，我則和小妹妹玩得開心，唯獨 R 學姐的臉色依舊有些惆悵。

此時，自動門一開，有個病患被送了進來。

後頭伴隨著一群醫護人員，面色顯得緊張，其中幾個上前與 R 學姐交談，另外幾個則與我們病房裡的人員迅速將病患安置到最裡頭的隔離病房，那間平時多半只能隔著玻璃窗往內看的病房。放上呼吸器，貼上心電導極，手指夾上血氧偵測器，所有人手腳俐落地絲毫不敢有任何馬虎，病人臉色蒼白，只是靜靜躺在病床上一動也不動。

R 學姐走向 station 中央那臺可以監測所有病患生命徵象的 monitor，微微點了一下頭，神情似乎較之前輕鬆了些。我走出病房想拿忘在值班室的《心電圖必備》，在門口巧遇了負責這病房的陳醫師，陳醫師正與家屬交談著，與陳醫師交談的是位約莫六十歲左右的女士，應該是病患的奶奶，手裡提著大大小小的東西，眼神裡有些無助，仔細聽著陳醫師說話，中間會插問上幾句，在旁的還有一位男士，雙手放在腰後來回踱步，眼神則顯得有些憤懣。

嗯，應該是和新病患家屬解釋病情吧！心裡沒有想太多，只想

1 Nelson所著的小兒科經典教科書。

快點拿完書，回來跟陳醫師查房，便迅速朝值班室的方向走去。

「黃〇禎之子，29+3 週，今日體重 1220 和昨天相比掉了 15g，飲食方面 OK，從每每三小時給 9ml 到昨晚有試著增加到 10ml，只是今天腹部有些微脹，呼吸的部分在今天早上四點多曾掉到 20 幾，其餘都沒有什麼太大的問題，然後早上驗的 birubin（膽紅素）有降到 3.6 所以停止了照光治療……」我向老師報告病人的狀況。

「學妹，我們為什麼要小心增加餵奶量，寶寶出現這樣腹脹的問題，是怕會有什麼問題嗎？」陳醫師都會在報告完，拋出問題給我思考。

「NEC[2] 嗎？」小小聲地回答，深怕講錯了答案，會挺尷尬的。

「嗯。」陳醫師點了頭，便走往下一床。我心裡也鬆了一口氣。

***

「他就是那個十樓轉下來的病患啊！」

「噢！是之前對著林醫師大吼大叫的那床嗎？」

「聽小咪說他們都不大敢靠近那床，怕會被家屬罵。」

「有，我有聽說家屬好像準備要告醫師的樣子。」

「真的假的？」

今天跟著老師查房時，護士們議論紛紛我們的新病患，聽起來事情好像蠻嚴重，這病患應該就是讓 R 學姐眉頭深鎖的原因吧！而此時學姐依舊盯著 moniter 寫著病歷。

2 NEC：Necrotizing Enterocolitis，一種因腸壁局部缺血而引發腸壞死的一種病變，是早產兒最常見的胃腸道急症，胃內殘餘奶量太多可能造成此疾病的發生。

「今天查房就到這邊，然後大家沒事的話盡量不要靠近第五床，他們的家屬比較不好溝通一點。」陳醫師在放下最後一本病歷本後提醒我們。

「嗯。」我點點頭。

「那個弟弟是 ALL（急性白血病）的病人，之前 recurrent（復發）後狀況一直都不是很好，化療效果也沒有太大的功用了。今天 shock 送進來，狀況不大樂觀。」老師引著我們走向 station 中央的 moniter。

「來，你們可以看到他的血壓值是多少？」老師問道。

「61/30。」心裡想著，天啊！這個數值也太低了吧。

「你們看他的舒張壓降得這麼多，就是 shock 的一種表現。」

原來如此，不過好嚴重，心裡直想著弟弟會不會有什麼事。

「shock 的嚴重度分類有幾種，這個弟弟心肺有問題，肝腎的問題也都蠻嚴重了，多重器官衰竭，算是分級裡最嚴重的一級，你們在這的幾天可能有機會看到他插管，關於 shock 的部分，大家今天記得回去讀一下！」

我還想著弟弟的病情該如何是好時，老師已朝弟弟的病房走去，隔著玻璃窗只見老師皺了一下眉頭，在病歷單上寫了些東西，便走出病房。

中午的會客時間，陸陸續續有不少家屬與病患們共度午餐，糖尿病小妹妹和媽媽撒著嬌，腦麻弟弟的爸爸在旁握著他的手靜靜看著他，摸摸他的頭，把收音機再靠近弟弟一些。而今早在病房外的奶奶也走了進來，步履有些蹣跚，後頭的爸爸則是依舊一派憤懣的臉隨後進來。

「小威！奶奶來看你囉！……」小威爸爸闔上了門，隔著玻璃床可以看到奶奶一手握著小威的手，一手輕輕摸著小威因化療已掉去所有頭髮的頭，小威則很憔悴地躺在病床上。

下午我們跟著另一位徐醫師門診，只見徐醫師不斷接起電話說了一長串的醫囑，電話掛掉後又再次響起。徐醫師以往一派輕鬆的笑容，今天也如 R 學姐般多了些眉與眉之間的煩愁。

「老師今天感覺心情比較不好一點耶？」身旁的同學拿著門診單給我簽名。

「我也覺得，應該是和我們的新病患有關吧？」我簽完名把單子回傳給同學。

「那個弟弟現在不知道怎麼樣了？」

「如果多重器官衰竭了要怎麼醫治啊？」

「可能就要靠插管維持吧！但也不知道可以再撐多久？」

「如果要插管也要看家屬願不願意啊，畢竟我覺得插管說不定只是讓病人更痛苦而已。」

「如果是我的話，當然還是選擇插管的啊！畢竟他是我們的家人，如果放棄了他就會從我們身邊消失，再也回不來了！我不能接受！」

「但這樣徒增病患的痛苦也不是辦法，或許解脫對他來說不見得是一件壞事！」

結束徐醫師門診後，一路上我們幾乎都討論著小威的事，總覺得如果今天我是小威的家屬，肯定會選擇插管急救的，雖然他可能因此感到更痛苦，但如果放棄醫治的話，不就完全沒有希望了！我還是很不能接受放棄治療這件事。

回到病房後，我們繼續記錄病患們下午發生的事情，查看有沒有新的檢驗報告，雖然現在還不是會客時間，但隔著玻璃窗，小威病房裡多了奶奶與爸爸，似乎收著行李，倉促著想要帶小威回家。

「恩…………………………………………………………………」

Moniter 上的某一個小方格開始閃爍，醫護人員們急忙跑進最裡面的那間病房。

「我們快點去幫他插管！」身旁一名年輕護士丟下病歷板，正要往小威病房方向跑去。

「你要去幹嘛！家屬已經簽了 DNR，不能救了就是不能救了！」另一名較為資深的護士拉著年輕護士說著。

「可是……可是……」年輕護士的語氣有些急促，情緒有點悲傷。

「當家屬簽了 DNR，我們即使想救回病患的性命，也要遵從家屬的意思，並不是我們做了算的。」資深護士答道，一邊安撫著她。

如果沒有資深護士拉著她，我想那年輕護士現在肯定已衝進病房，竭盡所能地要救回小威，這應該是她第一次遇見這種情況，在電腦後方的我也跟這年輕護士一樣有相同的衝動，但唯一不同的是，插管電擊什麼的，對我來說似乎都還是紙上談兵，我根本無能為力！只能躲在電腦後方隔著玻璃窗，靜靜看著。

「小威！是奶奶！再撐一下下我們就要回家了！小威小威！快點醒過來！」小威奶奶一把將小威抱入懷裡，眼淚已濕潤了整張臉。

小威爸爸則是在旁繼續收著東西，想要趁小威還有最後一口氣時盡快帶他回到最溫暖的家。

「小威！小威！」小威奶奶依舊不斷喊著，用力抱抱他、拍拍他。

「他過去了！」此時時鐘停擺在四點五十二分。

「小威——！」小威奶奶這般大聲的吼叫，震懾了病房裡其他的病患，糖尿病的妹妹開始嚎啕大哭，登革熱的妹妹則是躲進棉被緊緊抱著自己。小威奶奶脖子前的衣服已濕了大大一塊。

小威爸爸拿起電話迅速撥了個號碼，短短幾個字，電話就掛斷了。

我的視線開始變得模糊，眼鏡起了霧，口罩的上緣開始被眼淚所浸濕。

躲在電腦後的我，看著小威奶奶跌坐在地哭喊的場景，再也忍不住了。這般脆弱的模樣真不想讓其他人瞧見，我便默默走出病房擦乾眼淚。

自動門一開我與一名纖瘦的女人擦身而過，我低著頭依舊隱約聽到她呼吸裡抽搐的聲音。嗶完識別證再次站在自動門前，我告訴自己：如果想成為專業的醫療人員，就不能這樣感情用事，醫療專業的判斷可不能被自己的情緒左右，眼淚要給我好好忍著。

「小威！是媽媽！媽媽對不起你！拜託你快點醒來！小威！」自動門一開，便聽到小威媽媽肝腸寸斷的哭喊聲，我試著忍住眼淚，走回電腦後方。

「小威！求求你不要丟下媽媽！小威！媽媽好愛你，拜託你快點醒來！」

「小威——！」嘶吼聲結束後伴隨著的是急促換氣的抽搐聲，小威媽媽全身發抖，懷裡抱著的小威緊緊依偎著她。

小威瘦弱的身軀，在她懷裡顯得更加嬌小。

「陳小威，死亡時間下午四點五十二分。」

徐醫師宣布了小威死亡的時間，低下頭看著病患最後一眼，我心想這彎腰低頭的動作，或許也是對病患死亡後一個緬懷的鞠躬吧！護士在宣布死亡時間後，卸下這長久以來伴隨在小威身旁所有的醫療裝置。

呼吸器，也一併拿掉了。

此時小威爸爸走出病房，緊繃著臉，話語中完全按捺不住悲傷的憤慨。

「我們要帶小威回家，他還沒有死，把他的氧氣罩裝回去！我們要從正門出去！不要經過地下室。」

「可是，剛剛醫師宣布死亡後，我們就不會再給病患其他醫療處置了。」護士回答。

「我管你們什麼宣布，我要帶我兒子回家，他還沒有死，現在給我裝回去！」

「小威爸爸，真的很抱歉，是這樣的……」徐醫師語氣溫和地與小威爸爸溝通，並試著安撫他。

「跟你們說快點給我裝回去，我要從正門帶我兒子回家！你們這什麼醫院什麼規定！我要告你們！」小威爸爸開始咆哮。

現場的氣氛變得十分沉重，除了離別的悲傷外還有嚴厲的指責與批判，小威爸爸依舊不停咆哮，眼神兇惡地盯著醫護人員看。

「我們先離開這裡，你剩下的數據晚點再過來抄。」身旁的同學拉著我從後門悄悄離開。

我發現自己的視線更加模糊，口罩的上半部幾乎已被淚水全部浸潤。

「我去一下廁所，你們不用等我先回討論室吧！」我低著頭匆忙說上幾句話，便衝往廁所的方向。

在踏上醫學這條路前，最害怕的就是看著病患從眼前過往而自己卻無能為力，要心平氣和地為病患宣布死亡時間，總覺得難以接受，醫師的責任不就是救人，如果我救不了病人，是不是就辜負了他們對我的信賴？如果我只能眼睜睜看著家屬簽了 DNR 後在旁等著宣讀的時間，那這些年來醫學專業的培養又算得上什麼？只是覺得自己很沒用，不能守住病人最後一道存活的防線，就算如同學所說的解脫對病人是舒坦的，最後的那些急救其實對生命的延長不會有太大的意義，只是徒增病人的痛苦，病人煎熬著，看在家屬眼中也是極為傷痛難耐的，有時解脫或許是對生命最後的尊重。是啊！很多倫理的課程、很多演講都是這麼告訴我們，但到頭來，實際面對了這樣的情景，我心裡卻還是不能這麼思考，只能用這樣較為正面的想法不斷催眠自己。

小威現在應該去了由白雲打造的美麗天堂，那裡有很多有趣的玩具，可以吃好多好多糖果，不用再按三餐打針吃藥，頭上還會帶著亮黃黃的光圈，在天上繼續守護他的家人。

教師意見

故事角色與倫理脈絡描述詳盡，讓讀者體會病人家屬的不捨與堅持。作者的反省更顯醫師在成長中的內心煎熬。

9

輕聽

鄭涵勻

「妹妹，你好像比較靦腆內！」第一次去看陳太太的時候，她躺在病床上，看到我探頭探腦地走進來調侃地說。

「阿姨！我是實習醫學生啦！」我趕緊走向前。

一問一答下，知道了陳太太這三個月以來的求醫路程：三個多月前胸痛後就去了胸腔科，檢查說沒問題，她就懷疑是乳房長東西，但乳房外科也找不出原因，再轉去心血管內科，接下來又去神經科，後來甚至去找了整脊的師傅，每一科都做了檢查，掛號要等、檢查要排、結果要等，等到最後都說沒有問題。直到後來因為胸痛加劇又喘不過氣才到高醫的急診，發現了肋膜積水，才轉進胸腔內科的病房。

「但我就是痛啊！都痛成這樣了怎麼會沒問題呢？唉！有時候會想，從以前一直乖乖繳健保費，覺得生病了就會有人照顧。但現在生病了，卻覺得怎麼都遇不到對的醫生？還有到底去哪裡才能得到治療？」原本平靜的語調忽然激動了起來。

由於發燒和積水，我們懷疑是肺炎並做相應的治療，但幾天後斷層掃描的結果卻發現肺部有一顆兩公分的腫瘤。我心裡想著兩公分應該算是肺癌第一期，預後還不算太糟。過不了多久，肋膜積水細胞學檢查出了惡性細胞，看到了積水中有惡性細胞，主治醫生告訴我至少是肺癌三期以上了。資訊一下子來得太快，我急忙衝回討論室查肺癌的分期與預後，看到了平均餘命是八個月！陳太太才五十歲，是從來沒抽過菸、沒什麼慢性病的人呢！尚未平復心中的震驚，主治醫師已經在和陳太太及家屬解釋斷層的發現，但只說了積水中有不好的細胞及肺內有兩公分的結節，要先做支氣管鏡切片看看是什麼，並未提及癌症。

過了一個週末，因為陳太太的血小板一直偏低，懷疑是登革熱，因此延後了做支氣管鏡的時間，也在病床掛起蚊帳。

「很悶吶！」陳太太一看到我就搖搖頭說。

我問她是不是很無聊，她說：「是不會無聊啦！就是哪兒都不能去，又沒什麼事能做。」她兒子馬上接話：「那不就是無聊嘛！」我們三個都笑了起來。

或許是在蚊帳裡沒事做，陳太太跟我天南地北地聊了起來，她說她沒什麼信仰，是個很相信緣份的人，像是這麼多病床，我卻剛好只顧到她一個，我們就是很有緣份。

隔天血小板升高了，蚊帳撤掉了，陳太太心情特別好，一看到我來就坐起來，還沒開口問她還會不會胸痛，她就說她不痛了而且沒吃止痛藥了。「我覺得我現在很好呢！我之前弄了那麼久也沒檢查出什麼問題，是不是乾脆不要追下去了？說不定這次又追不到。你覺得我今天或明天就回家怎麼樣？」她一臉期盼地看著我。

我連忙勸說要她再忍耐一下，畢竟都追了這麼久了，這次又看到積水有不好的細胞，應該也會很想知道答案。

陳太太馬上嘆了口氣：「當然是想知道啊！但其實啊，我真的很擔心也很害怕明天的支氣管鏡檢查，醫師啊，那會不會很痛呀？會不會流血阿？」我還沒回答，她兒子連忙安慰：「不會啦！會有麻藥，就像照胃鏡一樣，胃鏡有照過對吧？」我們安慰打氣了許久，陳太太仍是一臉擔憂。

隔天一早就去做支氣管鏡，我到的時候他們正好做完，陳太太雖然虛弱地躺在病床上，但還是揚起了微笑對我揮揮手。然而，因為角度關係無法取得細胞的採樣，所以無法取得有用的檢體確認肺部的結節是不是腫瘤、是哪一種。下午去看她的時候，陳太太先沉默了一陣子，才疲憊地告訴我：「在做之前，我一直告訴自己要樂觀、要勇敢，做完了就知道答案了，過程很不舒服，我也都告訴自己要忍耐，結束了我覺得自己克服了很勇敢。但最後檢查是什麼都看不到，我就會覺得，那一開始根本就不要做。」雖然這麼說，但她其實也懂要做的理由，也知道可能不會有結果，只是很失望。接著陳太太開始抱怨醫療品質，從急診室差點把她跟別人搞錯，到來這裡一個多禮拜就是取不到那個病灶，最後開始懷疑醫院的設備，有沒有別的地方有更好的支氣管鏡能取到她的病灶。

接下來，要取得切片就剩三個選擇：開胸取樣、胸腔鏡、CT（電腦斷層攝影）導引的切片。每個風險都很大，開胸有手術的風險、胸腔鏡怕造成轉移、CT 導引切片怕深入肺部造成肺部損傷。

家屬臉色鐵青地問：「難道沒有風險比較小的方法嗎？之前抽的肋膜積水呢？哪一種比較好呢？」

主治醫師拍著胸口：「以我們胸腔醫師的專業，當然是希望能取得切片才能確診，積水是細胞學的檢查，在我們專業來看要確診的話，證據度是不夠的。」

「那到底哪一種方法比較好呢？」家屬追問。

主治醫師搖搖手說：「沒辦法幫你們選啦！現在就是跟你們講有什麼選擇，每個都有風險啊！你們要自己決定要不要做，要做我就照會胸腔外科或放射科來評估！」兩邊的聲音越來越大。

陳太太的先生一攤手：「你們醫生都沒辦法確診，現在要我們確診？你們都不會我們怎麼可能會啦！」說完便氣沖沖離開現場，而主治醫師還在後面喊著不是要你們確診，只是要你們選擇檢查的方式。

陳太太的兒子出來打圓場，問說如果不要切片，能不能就再抽一次積水，用細胞學檢查的結果確診就好。「積水的細胞學分析，如果細胞數量夠是可以分析是哪一種癌症，如果你們能接受這樣的診斷，能從水的細胞就這樣接受你們肺的那顆就是腫瘤，我當然也是可以。只是以我胸腔科醫師的專業角度，還是要跟你說……」

「好吧！那就先再抽一次積水好了，麻煩醫師了。」兒子下了結論。

傍晚去看陳太太的時候，她要我坐下來，她無奈地跟我說：「好像只有你有時間聽我講心事……如果都是肺癌，哪一種很重要嗎？治療方式是不是都是化療還是什麼標靶的？我也知道我那個東西長在那個地方很難用到，但拖了這麼久，不能直接治療嗎？」我這才發現，從知道肺部有個結節後，一直都沒有人跟她好好解釋積水中有惡性細胞代表著什麼，為什麼一定要做切片。但我只是個醫學生，沒有解釋病情的權力，只能簡單說肺癌分成四種，每種的治療方式不盡相同，有的還需要先測基因才能決定要不要用標靶治療。

「喔～就像不能用結核藥來治療感冒一樣是嗎？」她似乎比較能理解了。

隔天照了超音波，發現積水的量太少，再抽一次有困難，只能再請病理科將第一次的肋膜積水惡性細胞分類，結果是肺腺癌，並送了基因檢查是否有突變。陳太太與家屬一臉茫然，不知道下一步要做什麼。

「所以你們要用積水的細胞學的檢查結果來當作診斷吼？」主治醫師再確認一次。

陳太太靠在門邊雙手抱著胸：「所以結果到底是什麼？啊要怎麼治療？」

「細胞學檢查是肺腺癌啦！基因檢查的結果還沒出來。如果確定是用這樣診斷的話，治療方面不是我的專長，接下來我就幫你轉去專門做癌症的醫師。」主治醫師回答。

陳太太的先生揮了揮手說：「先辦出院啦！之後幫我掛別的醫師門診！我們要再問問看！」

「現在也只能等了，是不是？也只能等了……既然這樣就回家等吧！」陳太太幽幽地說。

他們很快就辦了出院，我也沒有勇氣去說聲再見，無法對盛怒的先生、更無法對著無奈又失望的陳太太說再見，很遺憾地，他們帶著許多不解、憤怒和失望出院了。

教師意見

輕輕地聆聽病人的心情，還是輕忽聆聽需要的聲音？醫療場域時而和緩，時而狂燥，作者輕輕地將自己與主治醫師間的對比描述出來。

〈輕聽〉評讀

温家慧

當自己在寫故事的時候和此刻評讀同學的作品，藉由見習中的所聞增長、思考當中的議題，因此更能藉著故事和作者有所共鳴，或許可以較精準掌握到作者看見的畫面。

整體而言，這是個節奏偏快的故事，情節的流動很順暢也十分清楚，對人物的描寫，以關鍵的背景資訊、對話及反應描述，人物因為這次生病的經驗呈現出來的性格刻畫也很鮮明，蠻能夠想像當下的場景。病人好幾次在不同科別就診，但直到最後這次住院才能大略知道自己的身體狀況，不過仍然要花上一週的時間等候落空的診斷結果，同時必須面對身體不舒服的感受、還有試著承受預後很差的未來，面對的是事實和認知的落差，是很真實也很難簡化的狀況，這也是大多人會面臨到的景況。

病人有提到關於健保的問題，是醫病面臨的第一個倫理議題，到底繳了健保費，我該得到多少醫療照護？是什麼樣的治療方式才算是所謂應有的權益呢？要多快速、多精準？多有求必應？當我們付了錢、享受到臺灣的健保醫療的時候，其實就已經是跳進一個窠臼之中，很難轉換眼光看清楚當中的利弊，對一般民眾來說是如此，而我們這群從醫的人，一旦成了家屬，其實往往也是一樣的，如此思考，或許對病人的抱怨可以有較多的同理。在同理的過程，其實也帶出了醫病關係的建立，作者寫到的場景、關於醫生和病人解釋病情的部分，其實在過去的醫病場域中是不常見的，但現今因為有太多的醫療糾紛、太多的刑責在等著或許不小心犯錯、或許真的不法的醫生付出代價，造成了看似尊重客觀，其實是帶著距離、帶著冷漠、帶著界線的醫療，醫生面對越來越不友善的醫療環境，其實真的是辛苦的，但是或許不比從前，不過又為什麼要跟從前相比呢？當醫生開始保護自己，造成這個結果的原因我相信是不得已的、是大多數醫生一開始也想避免的情形，但是環境通常是個巨大的推進器，推往一個沒有人知道結果如何的方向，所以，醫生開始保護自己，開始在醫病溝通的過程中，想到了如何避免糾紛、保護自己的方法。犧牲了什麼呢？或許是當醫生的溫度，告訴病人的病情、診斷方式、治療方針或許都是對的，都是有科學文獻根據的，但是就如文章中的病人丈夫的話，醫生都不懂，病人又怎麼可能會懂，醫生真的不懂嗎？當然不是！

但那段客觀的病情解釋，感覺起來就是缺少關懷、缺少醫德。同樣身為實習醫學生，也能夠感受到作者最後看著病人和家屬，因為心中的聲音沒有被聽見，帶著不解、生氣和失落離開的身影，對醫學生來說，這真的是兩難、真的是一種深刻的打擊，我們懂的不多、能做的不多，或許能想通的也不多，「陪伴和傾聽」可能就是我們唯一能做的，但是，醫生拿掉許多外在包袱、考量，我們應該要穿戴的不就是陪伴和傾聽嗎？少了它，診斷和醫療從哪裡來？又要如何有效？

從作者的眼光和角度，其實很清楚地帶出醫學生站在白色巨塔的門口，眼前是醫療環境、前輩、病痛，但身後是四年裝載的知識、對醫生模樣的想像、或許還有許多理想，在這前後的差距中，是什麼被消磨掉？是什麼被標註為重點、什麼被捨棄？這個成長的過程其實也是很殘酷的，一路被逼著學習單獨面對，最後我們會成為什麼樣子的醫生呢？面對兩難，我們的境界要如何被擴張、如何找到自己的位置呢？

10
禮物・錯誤

王晉哲

有時候總覺得老天爺很愛捉弄世人。當有人很渴望某樣東西時，祂卻百般刁難，讓人即使費盡一輩子心力，結果還是像秦始皇求不老仙丹那般，終究賠了夫人又折兵。相反地，有人絞盡腦汁欲求遠離某件事物，可是老天爺偏偏硬塞到人家懷裡，似乎想躲也躲不過。

在婦產科一個多月的期間，見識不少婦產科的疾病，也親眼目睹了許多嬰兒的誕生，雖然沒有如歷史影集上演的驚心動魄，但那種感動我想還是古今皆同的。

還記得一天下午，一如往常，我和另外一位同學小庭在醫院二樓的婦產科中心跟林醫師的產科門診，兩隻菜鳥拎著兩張灰藍色摺疊椅，默默坐在醫師後方的角落，看著醫師和病人之間的互動，兩手不曾閒著地翻著 survival guide[1] 裡的內容，查閱著各種疾病的診斷準則與治療。同時，在一旁的資深護士學姐琴仔則是忙著幫醫師將手寫的病歷輸入成電子版本，而站在門口的是另外一位年輕的護士學姐，她

1 （實習醫學生在醫院的）生存指南。

負責叫號、招呼病患，整理著看完診病人的病歷資料。

一位中年孕婦走進來，一襲墨黑色百褶洋裝襯著她白皙的肌膚，身材中等，挺著二十週大的肚子。身旁陪著她的丈夫與之年紀相仿，一套 Nike 運動休閒服，打扮輕鬆。然而，這看似愉快的裝扮，我卻無法從兩人的神情中觀察出任何喜悅，反倒顯露些許沉重與擔憂。

這位孕婦名叫小芳，年近四十的高齡產婦，是從東南亞來的新住民，曾經因為多年無法順利受孕而非常困擾，也承受了男方父母很大的壓力，嘗試過很多方式，例如中藥進補、求神拜佛、諮詢專家。終於在今年六月，小芳成功懷上一胎，因此小芳和她丈夫非常珍惜這個得來不易的寶貝，當然家中長輩更是滿心期待他的誕生。

小芳本來都固定在外面的婦幼醫院定期接受產檢。然而，這份上天賜予的禮物卻似乎出現了瑕疵。在一次例行的產檢中，醫師在超音波檢查中發現有羊水過少的現象，掃胎兒腎臟時覺得結構有些異常，懷疑有腎水腫（hydronephrosis），於是建議他們做進一步的檢查和處置，並且推薦他們來高醫婦產科掛林醫師的門診。

今天下午，小芳和丈夫來找林醫師做例行產檢。進入診間，跟醫師簡單點頭問好，隨即便被年輕的護士學姐領著進入隔壁的超音波室準備。

在今天的門診之前，小芳就已經被安排了幾項檢查，而在胎兒超音波檢查中也的確發現羊水有過少的現象，胎兒雙側的腎也有腫大的跡象。另外，分別在心臟和腦部的超音波掃描中，還發現疑似心臟和腦部的發育缺陷。之後，林醫師幫她進行了羊膜穿刺，做羊水中胎兒的脫落胚胎細胞分析，不過分析結果顯示唐氏症或其他染色體遺傳的機率並不高。

等待病人的片刻，林醫師看著之前的病歷，跟我們解釋小芳就醫的過程，語氣中少了點興奮，收起像對上一位孕婦那般恭喜之情，反而帶點嚴肅。坐在角落的我和小庭則是認真聆聽著，雙手不停查找相關資料，我試圖翻閱 survival guide，看看有沒有相關病症的診斷和處置，小庭則是拿出了先進的平板來 google。

「可以進去囉！」年輕的護士學姐跟林醫師示意。

我們跟在林醫師屁股後面看他幫小芳做超音波檢查，因為事先已經知道相關的問題，所以我們臉上不敢掛有絲毫輕率的表情，因為我們知道面對這樣的不幸，小芳內心那種懷孕時該有的喜悅，也許早被種種憂慮冷凍了。

林醫師一邊掃著超音波看胎兒目前的結構發展，一邊跟小芳解釋胎兒現在的情況，後來經由超音波確定診斷：寶寶有雙側腎水腫、心室中膈缺損（ventricular septal defect）、腦部則有脈絡叢囊腫（choroid plexus cyst）。

因為先天腎臟發育異常，造成尿液無法順利形成及排出，羊水自然生成就不足。我們知道「羊水」不僅是填充羊膜腔的液體，撐出足夠讓胎兒活動的空間，倘若狹窄則可能影響胎兒肢體和顏面的發育。另外，羊水更在胎兒肺部成熟過程中，扮演著非常重要的角色，因此如果羊水過少，便無法給予肺泡足夠的刺激，經常造成日後的 Bronchopulmonary dysplasia（支氣管肺發育不良）。當然，泌尿道發育畸形，在未來容易出現腎結石、腎炎、高血壓、慢性腎疾病等問題。加上這個胎兒又有心臟腔室方面缺損，容易造成氧氣運輸上的問題，容易出現呼吸、餵食困難，生長受到限制，腦部發育也會同樣受到影響。對於這樣的孩子，有很高的機率容易因為發育異常就胎死腹中，又或即便出生，也會有相當高的 morbidity（發病率）和 mortality（死亡率），在照顧上更是相當棘手。

聽到這裡，佇立在一旁的我，心不由得揪了起來，這下子我才明白為何在美麗的衣服下卻罩著陰霾的心情；穿著輕盈的氣墊鞋卻是踏著沉重的步伐。

「林醫師，那應該怎麼辦？會流產嗎？」小芳面有難色地問。此時的小芳似乎又被這早就預期得到的結果重重打了一拳，看得出她的眼眶中忍著即將飆出的眼淚，而坐在旁邊的丈夫也故作堅定，陪小芳做完全程檢查。

回到診間，外頭民眾的喧鬧聲、琴仔學姐的打字聲、印表機的嘈雜聲全都掩飾不了室內的寧肅。我和小庭跟著林醫師又默默回到座位，毫無功能地坐在角落，只能冷眼望著無助的小芳。

林醫師和小芳夫妻倆討論了未來的處理辦法：一是將胎兒藉由人工流產的方式結束他短暫的生命，或讓孩子出生，之後再考慮後續的照顧。

「我怎麼可能不要他！好不容易才有的。萬一這次失去他，恐怕再也沒機會了。」小芳語帶哽咽地對林醫師說。

「如果生下來之後，可以活多久？那之後的醫療照顧會不會花很多錢？負擔很重？」小芳的丈夫相對理性地問，依偎在小芳身旁，緊握著她的手。

林醫師嚴正地回答道：「當然可以將孩子生出來，後續的照顧會轉由小兒科處理，會送到小兒加護病房觀察和治療。只是這樣的胎兒他的問題很複雜，能不能撐到預產期很難說，在懷孕期間死亡也有很高的機率。至於他能活多久，基本上，他的共病很多，我也不敢跟你保證能活多久，不過細心照顧，預後應該會好許多。」

「不會啦，小孩子通常都很堅強的啦！小芳，你也要樂觀一點，加油喔！」護士學姐琴仔試圖幫小芳打氣，給予她正面信心。

「謝謝醫生，之後還要多麻煩詹醫師。」小芳夫妻牽著手，用疲憊的神情向林醫師道謝，緩慢離開診間。

「不會。」林醫師點頭道。

這短短的十幾分鐘看診，彷彿過了數秋，小芳的臉上似乎又多了幾分惆悵，在身旁的丈夫儘管多不捨，還是堅強地扶著小芳。

同樣在診間的我們雖然不是當事人，但是空氣中瀰漫的哀戚也同樣讓我們熱情的心稍微冷卻。我只能低頭讀著我的 survival guide，避免被林醫師電，小庭則依舊繼續滑著平板。

林醫師的門診有很多掛號病人，往往看完都已經六點多了，疲憊的我回到四樓婦產科的討論室，收拾東西準備回家。

在回家途中，我一直忘不了小芳這個 case，她憂慮的神情反覆在我腦海中浮現。在此同時，我突然想起在小港婦產科見習時，第一天晨會時聽到實習學姐報的個案，一位年約十七歲的青春少女趁著一時的衝動，與年紀相當的男友一起種下了愛的結晶，然而這件事她卻向家人隱瞞，打算自行處理這場意外，而男友竟也糊塗地支持這般愚蠢的決定。因為少女她骨架相當瘦小，所以只要穿稍微蓬一點的衣服即可神不知鬼不覺混過妊娠期，之後再私下娩出胎兒再行拋棄，但因為懷孕過程有所不適才東窗事發，醫院和家人緊急介入，方才阻止了一場未發生的人倫悲劇。

對比這天壤之別的兩樁案例，我真的覺得老天爺待人不甚公平，小芳歷盡千辛萬苦，好不容易才得來一子，但老天爺卻從這孩子身上奪走健康，在他身上種滿了缺陷的詛咒，讓原本應該沉浸在懷孕喜悅的家庭，承受了無比的折磨與苦痛。反觀那位年華少女卻能如此無情，隨意扔棄一條寶貴的生命。

對於小芳，身為一位五年級的實習醫學生，除了同情，我不敢做過多的評論或建議。不過，我認為像這樣的案例不在少數，每當病患得知如此噩耗，身為第一線的醫療人員，除了適時提供家屬充分的疾病認識、醫療處置和分析，予以他們社會心理上的轉換協助，同時也提供家屬尋求公私部門社會福利支援的管道，並且偕同討論各項抉擇思考的多元觀點，如此方能降低家屬對未來醫療照護上的焦慮和煩憂，也能提升醫療決策的周延性。

封藏已久的孤寂 終於打破沉默
一顆晶瑩剔透的珍珠 緩緩地滑入我的子宮
在那柔軟的溫床
時間輕撫著 滋潤著
逐漸地 發育成長
憑藉著一條生命的傳輸線
我感受到你纖弱的心跳與我同步
你的血液與我相互融合

你的降臨是上天的恩賜
為這無垠荒漠灑下一片甘霖
日復一日 滿心的期待
期待拆開禮物的那一天

然而美麗和諧的樂章
剎那間
毫無預期地變調

原本玲瓏無瑕的心臟
被上天殘忍地挖破了個洞
井然有序的血流變成一股亂流
擾起心中陣陣惆悵

原本充盈的羊水
卻突然給抽斷了源頭
湧泉枯竭
讓喜悅逐漸乾涸了

薄情的上天啊
你的禮物 不是佳釀
竟為苦酒
我只盼能將我口中的苦澀
化成甜蜜的淚水
一點一滴
填滿吾兒那皺癟的羊膜腔

教師意見

以乾涸了羊水意象描述夫妻渴望生子的苦澀與甜蜜。本文脈絡清晰，因而讓讀者生起移情之心，不禁嘆息。

〈禮物・錯誤〉評讀

曾香毓

作者以 clerk 常見的跟診經驗作為故事的開場白，令人有一股親切的熟悉感，門診間的畫面生動寫實，很有想像空間。對於病患的第一眼描述也很清楚，之後開始交代病情，很仔細、很專業，但可以更淺顯易懂一些，會更有故事的感覺。

後半段開始描述病人的掙扎，要不要生下孩子，生下來之後怎麼辦，孩子可以活到長大嗎？利用對話的方式呈現，讓讀者可以融入故事中，體會家屬的感受，可以再描述多一點家屬的情緒和對話，我想會讓人對整個故事，更有感覺、更有共鳴。文末有提及另一個事件來做對比，我覺得有很好的效果。本故事的主角是得來不易卻有先天缺陷的孩子，文末對比的是一時衝動所以要流產的孩子。就是有這麼多天不從人願、無奈的事，在我們身邊不斷上演。

我覺得可以討論倫理的部分，婦產科醫師對於一個出生預後無法預測會有多差的孩子，且目前產檢看起來狀況非常差，醫師是要積極建議家屬流產，還是保持中立，完全讓家屬自行決定，在這個故事中，醫師的立場是保持中立的，有告知家屬可以流產，也說明能順利產出的可能性和後續照顧的處置，還有死亡的可能性。對於這個家庭，是好不容易才懷孕，對於孩子的到來有很高的期待，可以推測家屬不太可能輕易放棄這個孩子，在這個案例中，我們醫生是不是除了告知病情和提供治療的選擇性，應該也要試著評估家庭的功能，是不是有能力照顧一個有嚴重先天缺陷的孩子。現在的醫學，要讓人再次懷孕是可以辦到的，雖然媽媽是四十歲的高齡產婦，但是也有不少案例是成功的，是不是也可以將這方面的資訊告訴家屬，讓他們可以對擁有下一個寶寶有信心，而能選擇放棄現在的寶寶，但相對也要承擔真的無法再次受孕的風險。

我覺得醫師的立場多少會影響病人的決定，雖然醫療常常有很多意料之外的狀況發生，但是經驗的統計結果讓我們知道，往哪個方向走，結果是好的機率比較大，這時候我們是不是可以積極一點表達醫學上的建議，而不用全部丟給家屬決定。但是遇到不管什麼選擇，預測的結果都是差不多的時候，大部分都會讓家屬自己決定，醫生再依家屬決定的方向進行，聽起來好像很合理，畢竟醫生不是神，沒有辦法掌握每一個病人的未來，所以也只能跟著家屬賭一把，但是這樣做感覺很消極啊！尤其是當家屬問醫生，你覺得哪一個好的時候。除了承認醫學有一個極限存在，我想醫生可以做的事，可以事先和不同領域的人詢問，綜合決策後，將每個選擇造成未來可能發生的過程，雖然不能百分之百保證，但盡量詳細模擬給家屬知道，越詳細的計畫，我想對於家屬的選擇會越有幫助。醫生不能幫你決定，但能幫助你做決定。

11
面對

王尚文

第一次見到阿姨，是跟著老師在胸腔內科的隔離病房查房。和我媽媽相仿的年紀、普通的容貌、普通的衣著、普通的先生，如此普通卻又和我有著如此相像的家庭。

老師在查房前跟我們說，她是右側腹膜積水懷疑肺結核的病人，但檢查報告出來後確定不是肺結核，所以可以從隔離病房轉到普通病房，詳細的積水原因必須要等水抽乾淨後才能完全確定。講到這，我心中為阿姨鬆了一口氣，但老師接著講：「但是她積水的 cell count（細胞成分）這麼高，很高機率是肺癌。沒關係，至少確定不是 TB（肺結核），先轉到普通病房再說。」我心中不禁暗想，阿姨沒有什麼症狀，應該就只是很初期的癌症吧。

查房時，老師踏入病房，問阿姨說：「最近有比較舒服嗎？」

「有喔，那個李醫師啊，我的報告結果是什麼，不會真的是肺結核吧？」阿姨擔心地問道。

「報告結果已經出來了啦，不是肺結核喔，所以可以放心。但是你的水還沒抽乾淨，啊那個水裡面有抽到壞東西啦，不知道是不是不好的細胞，還要再等一份報告，但是你已經可以離開隔離病房了，明天就可以轉到普通病房了喔。」

「喔這樣喔，謝謝李醫師。」她的語氣間，仍充滿了焦慮。

做完簡單的檢查後，老師對阿姨的先生招了招手，示意他到病房外頭去。

「那個我跟你說喔，你太太的積水初步報告說裡面有很多不好的細胞喔，我覺得那很有可能是腫瘤。」

和阿姨不同的是，查房時她先生不是那麼焦慮，但在聽到老師說的話後，臉上的表情也不禁慌張起來。

「那……那……要怎麼辦啊？」先生問道。

「必須要等確切的報告出來，我們才能做進一步處理。今天把你叫出來病房跟你告知，是不希望讓你太太知道，因為擔心她的情緒有點不太穩定，怕她知道後心情會變得更糟。」

「我現在比她還焦慮啊。」

「你千萬不能焦慮，你一焦慮，事情就完了。她現在只能依靠你了，你千萬千萬不能把緊張的心情表現給她看。」

「我知道了……那什麼時候確切的報告會出來啊？」先生焦急地問道。

「報告明天就出來了，我希望你回去後先不要跟你的太太說，今天跟你說，是希望你有個心理準備。等所有事情確定後，我再告知她，好嗎？」

「嗯……好……。」

「那今天就先這樣，我先走了。」

在老師背後看著她先生眉頭深鎖的臉龐，我不知道該用怎麼樣的表情看著他，只好微微點了點頭後，轉身快步跟上老師。

隔天，一如以往，中午時我在護理站等著老師查房，老師翻著阿姨的病歷，不時看看電腦螢幕上的 X 光，這時 R 學姐走了過來，跟老師說：「學姐，那個病人的報告已經出來了喔，胸腔 X 光今天早上也照了，確定是 lung cancer stage IV（肺癌第四期）。」

「嗯，我剛剛有看到了，等下我會跟家屬還有病人講。」

我心中不禁一沉，阿姨的情況在我早上查看病人病歷時就看到了，天真地以為應該不會有什麼事的我，卻被螢幕上「lung cancer stage IV」幾個大字狠狠打了一巴掌。

老師信手將病歷闔上，站了起來，帶著我們往病房走去。一進病房，老師仍照常問：「最近有比較舒服嗎？」

「嗯……晚上還是會咳，睡都睡不好。」

「那喘呢，有比較好一點嗎？」

「有喔，比較不會那麼喘了。」

「那我聽個呼吸音喔。」

老師聽完呼吸音後，用著嚴肅的語氣開口了：「今天報告出來了喔，確定是肺癌第四期。X 光上看到你右邊的肺有一大半都被癌細胞吃掉了。你們要有心理準備喔，通常肺癌第四期大概只會剩下一到兩年。」

阿姨用著不可置信的眼神看著老師，旁邊的先生卻早已默默別過頭去。

「怎……怎麼會這樣，那可以手術嗎？把它全部切掉。」阿姨語帶哽咽問道。

「通常第四期的肺癌已經不建議再做手術了，因為右肺已經一大半都被吃掉了，手術把它切掉的話你的身體會負荷不了。」

老師話還沒說完，阿姨的眼淚早已如斷線的串珠般無聲滑落臉頰，瞪大眼睛仍無法相信擺在眼前的事實，只能用啜泣聲回應老師。

「那還有其他辦法嗎？」旁邊的先生開口了。

「現在能做的就是標靶跟化療。」

「兩個有什麼差？」先生問道，伴隨著阿姨的啜泣聲，這個問題聽起來卻似有那麼一點無奈的諷刺。

「標靶的話病人的生活品質會好很多，化療會帶有嘔吐及掉頭髮的副作用。但是標靶必須要抽一次血驗看看有沒有 eGER 的基因突變，有的話才可以跟健保局申請。」

「那就這樣吧，抽血驗看看。」先生有氣無力地說道。

「嗯，那我會再幫你安排。還有什麼問題嗎？」

先生搖了搖頭。

「嗯，那先這樣。」老師起身走出病房。

看著他們我只能難過地點了點頭，跟著老師走出病房。走出病房後我回頭望了望，只見先生抱著她不發一語，而她早已泣不成聲。

我害怕自己無法再踏入那間病房，那樣悲痛的情緒，或許我無法承受。

過了週末後，我和老師又再次踏入同樣的病房。但這次不同的是，病床邊傳來了笑聲，拉開床邊的簾幕，看到了好多人在陪阿姨聊天，老師仍是同樣的開場白：「最近有比較舒服嗎？」

「嗯，有喔。」

「那胃口有沒有比較好？東西要多吃喔！」

「有啦，李醫師我都有乖乖吃啦。」阿姨笑著說。

「那我聽個呼吸音喔。」

我心裡不禁納悶，不過幾天，為什麼阿姨的心境轉變這麼大？是因為剛才我不經意瞥到，那些擺在床頭櫃，斗大的標題寫著「面對死亡」的書？還是床邊那些熟悉的面孔和親切的話語？抑或是雖然結果令人難以接受，但懸著的一顆心終於放下了，至少可以勇敢面對的心情？原因是哪個，我不得而知。

「嗯，那今天先這樣喔，有問題記得問我們。」就在我胡思亂想的時候，老師已經要離開病房了。

「嗯，謝謝你喔李醫師。」阿姨微笑著說。

「不會。要多吃東西喔！這樣營養才會好。」

老師起身離開。我向阿姨點了點頭示意我要離開了，她也笑著點了點頭。

面對病人病情的噩耗，我們該如何面對又該如何傳遞這樣的壞消息？我不知道。病人在面對死亡時，我們該扮演什麼角色？老師在告知病情時的冷靜，但後來在話語間透露出的溫柔，是不是在面對病人的軟弱時，我們只能不隨著病人的情緒波動，擺出專業且堅強的姿態，甚至有一絲冷酷，畢竟我們是他們最後的依靠？或許要幾年後，才能真正找到解答吧。

教師意見

在「老師在告知病情時的冷靜」與「後來在話語間透露出的溫柔」間，作者思考著未來應以什麼樣的姿態作為病人最後的依靠。文章表現誠摯深刻的反思。

〈面對〉評讀

王保仁

從文章開始初見故事的主角——阿姨開始，以年紀、面貌、衣著，甚至相仿的家庭與自己連結，不僅作者從此切入更能體會病患及家人的難處，也讓讀者隨文字產生視角改變，似乎可以見著醫病兩方的觀點及心境。我認為這不失為一項抓住讀者的心的好手法。

「必須要等確切的報告出來，我們才能做進一步處理。今天把你叫出來病房跟你告知，是不希望讓你太太知道，因為她的情緒有點不太穩定，怕她知道後心情會變得更糟。」

「我現在比她還焦慮啊。」

「你千萬不能焦慮，你一焦慮，事情就完了。她現在只能依靠你了，你千萬千萬不能把緊張的心情表現給她看。」

這段文字，以焦慮為主題，突顯了在醫院裡時不時會發生的事——家屬不一定比病人本身更能接受疾病。或許我們更常見到的，是在病榻上受折磨的，安慰一一前來探望慰問的悲傷者。

因為，有時候疾病除了病痛，還有身旁家人所要承受的一切，如心理的調適、生活作息的改變、甚至醫療開銷等，都是壓力的來源，也是隨時必須要承受的。所以，這段對話，讓我能去思考，失去生命外，還有什麼是更大的焦慮？阿姨的先生為什麼要比她還焦慮？這些如果在我的生命裡成了現實，我也會有一樣的焦慮嗎？

在作者觀察醫師告知病患病情後，應該可以說是一如往常的反應，病人接受這項事實後的難受與落淚；而在作者的觀察下，也突顯醫師與病患、家屬間表達上的落差。醫師扮演冷靜、客觀的角色，在此情況下，好像也不需多說一句安慰人的話語，只必須堅守在醫學與科學的立場上。有時候，自己總會被這樣的處境困擾著：如果我是醫療人員，究竟該不該說些好話來安慰人？是該提醒家屬仍有可以寄以希望的良好預後，甚至有所謂的奇蹟發生嗎？然而過多的期望是否最終換得的只有更大的失望？什麼才是應該有的職業範疇？恪遵理論真的是比較好的選擇嗎？而悲傷的情緒延伸到了作者身上，也恐懼再次承受；相較於老師的客觀角色，似乎也說明了或許醫療人員投入情緒，可能會影響判斷，最終影響病人和家屬。作者便是以此內心的轉折作為一種反思吧！

老師的專業態度與冷靜貫穿了整篇故事，而病人與家屬、作者則在這條線的兩側波動著，作者也於故事末了處自問「病人在面對死亡時，我們該扮演什麼角色？老師在告知病情時的冷靜，但後來在話語間透露出的溫柔，是不是在面對病人的軟弱時，我們只能不隨著病人的情緒波動，擺出專業且堅強的姿態，甚至有一絲冷酷，畢竟我們是他們最後的依靠？」所以，如果我們未來扮演的是醫者角色，這條線勢必不能偏折，假若這條基準無法成為客觀依靠，那麼依附它的會不會掉進無法挽救的深淵？而這條線或許必須是理所當然的筆直，但是否能畫得寬些、柔軟些，讓走在它上面的人們能感受多點體貼與溫暖？我給自己的答案仍是肯定的，畢竟我們手心的溫度還在。

12

GREAT CASES

李奕杰

「學弟，這個病人很有趣耶！那他這兩個禮拜就交給你囉～」

這是第一次查房主治醫師所說的最後一句話，也因此我開始與這位「有趣」的病人有了連結。查房結束後，我匆匆來到電腦前開始了解這位病人的病史。劉先生，三十七歲，在三十五歲時被診斷有多發性骨髓癌，隨著病程進展，他的身體機能也逐漸退化。這次住院的主要原因是近一週來他有呼吸困難以及全身無力的現象，來到急診後發現他的血糖高於標準值數倍，做完緊急處置後便收入院，以進一步有效控制他的血糖。大略知道他為何住院後，我決定要再去看看病人今天的狀況，也進一步了解有沒有什麼引發他全身不適的原因。

病房在走廊末端，是間單人房。敲了敲門後我逕自推開了門，戰兢地走到病床旁與病人自我介紹。

「您好，我是……呃……醫學生，不知道您方不方便讓我了解您的狀況？」

「噢，好啊！沒問題！」

與病人第一次對談的半小時中，我得知了病人先前在新竹科學園區擔任電腦工程師。在診斷出多發性骨髓癌後，先是向公司請了長假，隨後便退休回到高雄，每日在家中調養自己的身體。而在住院前的兩個禮拜，他曾因為呼吸不順而到心臟內科就診，然而沒診斷出什麼重大問題；兩天後則是每月定期到血液腫瘤科回診，那時他向醫師抱怨最近身體常常覺得疲累、無力，醫師便將他平常所使用的 Prednisolone（康速龍錠）換成更強效的 Dexamethasone（迪皮質醇）。在服用 Dexamethasone 後兩日，因為身體越來越不舒服而自行決定停藥，撐了一個多禮拜實在覺得不對勁因此來到急診，才發現血糖嚴重超出正常值。

「那你最近有感到一些其他的不舒服嗎？例如眼睛有沒有看不清楚，或是四肢有沒有覺得痲痲的？」

「有！最近有覺得視力突然變差，而且手掌、腳底都會痲，不過已經有兩三年了。」

「OK……我可以簡單幫你做個身體檢查嗎？」

徵得病人同意後，我便努力回想之前所教的身體檢查課程，並生疏地東摸摸、西聽聽，希望可以找出什麼不正常的徵兆。

「噢！！！這樣很痛！！！」

「對……對不起！」正當我想摸摸病人的腳是否有 pitting edema（凹陷性水腫）時，病人蠻大聲地說出他的感受。趕緊收回我的手，詢問病人這樣的症狀持續多久後，我與病人、家屬欠了身便隨即撤回護理站。

之後的幾天，病人各樣症狀逐漸好轉。然而許多數據顯示他的狀態可能不是太好：代謝性酸中毒、心臟酵素異常、腎功能不佳、心電圖異常、超音波以及血液檢查發現他可能有胰臟炎等。每日，我的例行公事就是到他床邊抄血糖數據，並且繼續確定他的臨床症狀有好轉。直到有一次，他問了我最近的檢查結果如何。

「嗯……心臟檢查的部分是在血液中看到了一些心肌酵素不正常的上升、心電圖也顯示了可能心臟曾經有些缺血的情況……不過看起來是有在好轉了！另外超音波也發現胰臟有點不正常的表徵，因此在週五排了核磁共振的檢查，以防萬一。而腎臟功能也不是很好，可能是因為多發性骨髓癌的關係……」我一股腦兒吐出了一大堆醫學專有名詞，以為這樣可以讓病人更了解自己的病情，對他有幫助。

「那今天還有哪裡不舒服嗎？」

「沒了，謝謝！」微微點了頭離開病房，我甚至覺得自己好像做了件不錯的事。

第一週的禮拜五，因為我們不太了解多發性骨髓癌的治療，而照會了血液腫瘤科。那天下午我正在例行地抄數據、問病情時，血腫科的主治趙醫師走進了病房。趙醫師在確認我的身分並與病人家屬致意後，便開始與病人寒暄。

「最近過得還好嗎？」

「我們覺得可能是多發性骨髓癌導致脾臟受傷，血糖才高起來的。」

「他實在是很勇敢的人呢！」

「加油、加油！」

在我聽來，趙醫師並沒有對病情有太多著墨，反而主要是鼓勵病人，要病人繼續努力。這時我發現也許當初我並不應該對病人講述那麼多冷冰冰的病情報告，而是嘗試同理他現在的想法。畢竟他也才三十七歲，其他人這年紀可能正值事業巔峰，而他卻必須學習與疾病共處。之後的一個禮拜，病人恢復良好，醫師們便決定在確定之後日常生活胰島素的使用量後即可讓他出院。

同樣是那個禮拜五，內分泌科張主任查房時滿心雀躍地向大家宣布她在門診發現了一個疑似 Cushing's syndrome（庫興氏症候群）的女性，為了更了解病情，也為了教學，她把這位病人簽上來住院觀察。另外由於 clerk 需要在科會中報 case，張主任便指定要我們報這位「有趣的」病人。邱小姐是位三十四歲的女性，近八個月體重增加了逾二十公斤，也發現了身上多了紫色斑紋，自己上網查資料後懷疑有這樣的疾患因而就診。就診當日主任便為她測了 baseline cortisol（基礎腎上腺皮質醇），也安排了 screening test（篩選試驗），不過由於這兩項結果都要等到下週才能得知，因此便沒有多加討論。

隔週的禮拜一，主任沒有等到 screening test 的結果出來便做了 confirming test（確定試驗），希望可以在禮拜五科會前有個結果可以報告。然而隔天，screening test 的結果顯示為「Negative」（陰性），代表病人應該是因為服用太多類固醇或是過重，而非腦部或腎上腺的問題。因此主任便要求停止其他的測試，在那天的查房也斬釘截鐵地向病人表示應該是病人有使用其他類固醇、或是體重過重才導致這樣的症狀。

禮拜三的下午，我和夥伴到了邱小姐的病床旁，希望了解她近年來體重變化的趨勢、飲食習慣、是否有服用藥物等。病人每一項都侃侃而談，甚至拿出先前的照片讓我們比較她過去與現在的身材。最後，邱小姐提出了問題：「我真的不能做腦部電腦斷層檢查嗎？我記得住院醫師跟我說，其實還有一項檢查結果是還沒出來的，你們怎麼能夠就這樣斷定我腦部沒有問題了呢？如果到時候有問題，那要怎麼辦？還有先前提出的放置胃球，是要怎麼樣才能達到健保標準呢？」我們兩個被問得啞口無言，心中想著邱小姐應該是十分擔心自己的身體狀況，只能承諾會再詢問主治醫師。查房前我們向主任反映了這兩個問題，主任說既然 screening test 已經是負的，那就沒有必要再浪費資源做檢查，也使病人盡量不接受輻射，然倘若病人真的想做，只好請她自費了；而胃球則需要照會胃腸科，不過基本上也需要自費。向病人解釋病情後，病人勉為其難地接受了醫師建議不做腦部斷層，出院後也會參加減重課程，並持續追蹤病情。

那天傍晚，我們到主任辦公室交作業，主任低聲向我們說道：「這個病人很可能是來『doctor shopping』的！你們看她已經跑了那麼多家醫院，又一直希望要做檢查，也沒有把她最近的用藥交代清楚，而且近期要結婚，可能是藉此在籌結婚基金！唉……」當下我們呆立許久，震驚著自己實在經驗不足，完全沒有想到這方面。回到討論室，夥伴仍覺得心跳很快，害怕自己言語上是否有什麼瑕疵，讓病人有什麼可趁之機。

邱小姐出院前，衛教師向她詢問了是否可以將她的照片作為教學用途來使用，邱小姐回答：「可以啊！不過這只能在你們這間醫院使用，如果我發現流出去的話，到時就……你們應該知道會怎麼樣！」

科會時，我和夥伴一起報完了 case 以及討論，衛教師也叮嚀大家這位病人的狀況，要大家謹慎。

離站前，「嘿，那個病人的資料……」

「我知道，正在刪了。」

教師意見

兩個同為醫學學習上「有趣」的案例，一個讓作者產生同理之情，另一個則讓人感到「逛醫師」的疑慮。文章因記錄對話而顯得生動寫實。

13
天下父母心

林均

現代社會為人們帶來許多便利也帶來許多衝擊，尤其是在少子化的潮流下，父母對孩子們的呵護更是無微不至，不論食、衣、住、行，每一樣都竭盡全力為他們把關，只是就算再怎樣小心，仍有許多危害健康的事物是難以防範的，因此最後一道防線便落在我們的身上。雖然在小兒科比較少看到生離死別、人性糾結的場景，但是從父母的角度來看，說不定小孩健康所代表的重要性也不亞於生死，而不希望自己小孩輸在起跑線的欲望，更是超越了其他事物。當我們面對家屬的擔心時，適時給予一點希望，或許能夠帶來極大的安撫效果。

第一次跟老師的夜診，其實還蠻興奮的，因為老師專看小兒內分泌和發展異常的小孩，總覺得有機會遇到一些特殊疾病的小孩，不過來到診間的幾乎都是第一型糖尿病的病患，從小孩到成人都有，而他們都只是來做定期的追蹤和領藥，老師也只是重複看著一張又一張血糖的記錄表，讚揚控制好的人、叮嚀需要再努力的人，就這樣持續了好幾個小時，我的意識也漸漸飄向遠方。直到一位爸爸出現，他透露急切的心情，聲音也隨著每一次詢問漸漸提高了音量，才將我的意識再度拉回現實。

「我的小孩還有機會長高嗎？」爸爸擔心地詢問，在他身旁的是他女兒小美，看起來蠻成熟的，感覺是個國中生，只是個子似乎比較嬌小，而從桌上的病例厚度看來，她似乎是最近才第一次來看診。

「小美今年十五歲吧，身高 147 公分，根據之前計算過的身高遺傳的公式，的確是稍微矮了點，沒有達到正常的水準，那我們來看一下上次測的實驗數據好了。嗯……生長激素分泌也很正常，看起來沒有什麼問題。」老師指著螢幕對著爸爸解釋。

「那為什麼會長不高呢？有沒有什麼辦法？」

「沒關係，那我們再來看一下她的骨齡好了，有時候可能是骨頭發育比較晚造成的。」老師一邊說著一邊將座位滑向另一臺螢幕，螢幕裡出現了一張手掌 X 光圖，一般來說，從掌骨之間的排列和生長板的癒合與否就可以判斷骨齡，雖然我們都還是初學者看不太懂，但是很明顯地，小美的生長板看起來幾乎已經密合了，我們心裡這樣猜測著，等待老師的回答。

「嗯……這個有點麻煩了，看起來生長板都快要關起來了，想要長高可能沒那麼容易了。」

「那應該還是有機會長高對不對？有沒有什麼辦法可以讓她長高？」爸爸繼續追問。

老師沉思了一下，有點無奈地和那位爸爸說：「就如同我剛剛說的，這個情況看起來，想要長高很難了，真的要長可能也沒辦法多長幾公分了。」

「所以還是有可能的嘛，有沒有什麼辦法可以讓她再長高？」聽起來爸爸變得有點激動，內心似乎還不想放棄讓女兒長高的任何一點機會。

而此時老師再度陷入沉思，似乎在煩惱什麼，起初我們不能理解，難道就不能想個方法或是開個藥給她，像是開個生長激素，雖然效果不一定很好，但至少能夠安撫爸爸的心情。而那位爸爸看到老師沒有講話，便不放棄地再問了一次，只是情緒似乎越來越激動，聲音也變得越來越大聲。

「只要有希望我們都願意嘗試啊！不是聽說有生長激素可以打嗎？讓我們來試試看嘛！不是就這樣不負責任地放著她不管啊！身為家長還是希望能夠盡力為小孩做點什麼，不然以後小孩會埋怨的啊！」

此時老師終於開口：「打生長激素當然是個方法，也多多少少會有一些效果，但是效果的好壞要看每個人的狀況而定，就現在這個生長板看起來幾乎都要關起來了，就算打了效果也不一定很好。」

而聽到這裡我們才終於理解為何老師剛剛沉思了一下，想必老師也相當了解那位爸爸急切的心情，也在腦中想過所有可能的方法，只是依照目前情況和現代醫療技術來說，大部分的處置都沒辦法對她有多大的幫助，多打的針、多吃的藥可能只是徒增痛苦和浪費吧。

「所以說還是有希望嘛，那就來打打看生長激素啊，只要有任何機會我都願意嘗試，我不希望以後會因為沒有努力過而感到後悔。」爸爸似乎看見了一絲希望，更急切地想要說服醫師施打生長激素。

「生長激素也是不萬靈藥，不一定有效喔！你真的確定要打嗎？」

「沒關係！我們願意試，讓她打吧！」

「好吧，那如果真的要打生長激素也是可以，但是根據小美的情況來看，她的生長激素分泌正常，骨齡也沒有延遲超過兩歲，這些都沒有符合健保給付的條件喔，必須要自費施打，可以接受嗎？」

「那大概要多少錢？」

「根據小美的體重，總共會需要打七次吧，大概要兩、三萬塊喔。」

這時輪到爸爸沉默了一陣子，畢竟這也不是筆小數目，但是為了女兒的未來，爸爸最後還是答應了，經過一連串手續後，預計在下禮拜帶錢來批價，而此時爸爸心情也較為平復了，在和醫生道謝過後便帶著小美離開了診間。此時，老師轉過身來小小嘆了口氣，搖搖頭，臉上充滿著無奈地和我們說，若是早個幾年發現，說不定就不會是今天這樣，如今打生長激素也只是死馬當活馬醫了。

接著，走進診間的是另一對父女，同樣也是為了身高問題來看檢查報告的，只不過他們擔心的是另一件事。

「那先來量個身高吧！喔，147 公分，今年幾歲啊？」

「十歲，目前小學四年級。」

「喔，那長得還蠻高的啊，今天來主要是有什麼問題嗎？」

「我們是來看上次檢查報告的啦，我擔心她會不會是性早熟，她在班上都比其他同學高，而且七、八歲的時候胸部就開始發育了，陳醫師啊，如果真的是性早熟該怎麼辦啊？」

「因為現在大家營養都比較好，而且外面很多食物都有添加物，有些會讓小孩發育過早，所以最新的研究報告認為，只要不是在七歲前開始有第二性徵的發育就沒關係，這樣聽起來應該還好，我們先來看一下上次抽血的數據好了，嗯……看起來荷爾蒙分泌都很正常；骨齡的話，稍微發育得比較快，大概快了一歲吧，一般來說大於兩歲才有問題，所以目前看起來都沒什麼問題，沒有性早熟。」

「那我女兒長那麼高沒問題吧，會不會現在長太高以後就不再長了？」

「我想應該是食物造成的，現在外面賣的雞肉都打了很多生長激素，要盡量少吃啦，另外，如果擔心長不高就要早睡早起啦，睡得飽就沒問題啦。」

「難怪喔，她最愛吃雞翅了，我看以後還是讓她少吃一點好了。所以醫生她有需要吃什麼藥嗎？」

「不用啦，只要定期來追蹤觀察就好，大致上沒什麼問題。」

「謝謝醫生！」說完便帶著女兒離開診間。

這時老師再度轉過身笑笑地對我們說：「你們看，差很多吧，同樣身高但是年紀差了五歲，每個人都有不同的情況。其實現在還蠻常遇到父母帶小孩來看性早熟的，可見大部分的家長對小孩的發育還挺注重的，不過大部分都沒有什麼問題啦，總之外面的食品還是少吃點，多吃點自然的食物比較好。」

話才剛說完，下一位病人就來了，進來的是一位媽媽，原來也是來諮詢小孩的身高問題。於是老師照慣例打開上次抽血檢查的數據，端詳了一番。

「看起來生長激素和甲狀腺素的分泌都很正常；骨齡的話，從 X 光上看來稍微比一般人慢了些，大概晚一歲吧，還在可接受的範圍。」

「可是我家小明跟同班男生相比還是矮了一截，這是為什麼呢？有沒有什麼是我們沒注意到的，或是有可以幫助他長高的方法呢？」媽媽看起來還是有些擔心。

「我上次有幫你做父母身高遺傳公式的計算嗎？你還記得算出來是幾公分嗎？」

這時媽媽若有所思地停頓了一下。

「其實，小明是領養來的，所以我不知道他父母的身高。」

「這樣啊，那也沒辦法比較了，現在只能讓他盡量早睡，睡到飽，生長激素大部分都是在睡眠時分泌，既然身體的賀爾蒙分泌都正常，現在只能靠後天的努力了。」

但是媽媽看起來還是有些煩惱地說：「可是醫生啊，我都有盡量讓他早睡，不過小明的姐姐有過動症，精力太旺盛了，常常跑到他房間吵他，所以有時就比較晚睡了。」

「這樣啊，那你要多管管她啊！現在我們能做的就是靠後天的努力讓他的身高跟上正常人，你也要加油啊，是說小明的姐姐也是領養的嗎？」

「對啊，我們領養兩個小孩，雖然當初我和先生結婚得比較晚，去檢查生育能力也都正常，但是我們覺得在這個世界上還有許多需要幫助的小孩，像是小明的姐姐，當初如果我們沒有領養她的話，她在原本的家庭一定也活不下去了。」

「所以你們是一出生就領養她囉？」

「對，只是剛抱回去沒幾天我們就發現她的眼睛有嚴重感染，一檢查才發現有嚴重的鏈球菌感染，所以現在眼睛看得也不是很清楚，另外，檢查還發現大腦裡有長腫瘤，因此她常常會癲癇，生長發育也比一般人遲緩。」

「這麼多疾病啊！那當初為什麼還願意繼續領養呢？應該還是有權力放棄的吧？」

「其實政府規定有一個月的試領養期，如果原本的家庭不願意或是領養家庭不願意都可以取消這次的領養，不過我認為一旦你將小孩交到了我手上就是我的責任，你不需要擔心，我一定會把她當自己的小孩一樣悉心照顧。」

聽到這裡，我看到老師露出有些難以置信卻又充滿敬佩的神情，而坐在後方的我們其實也深受感動，畢竟這樣的大愛實在是一般人難以達到的境界。

「真的很辛苦呢，那小明的情況如何呢，除了生長稍慢了點，應該都還好吧？」

「嗯，小明雖然也是領養來的，但是他很健康也很聰明，在學校的表現也常常被老師稱讚呢！所以我希望在身高和健康上，身為父母能為他做點什麼，讓他不要輸在起跑線上。」

「那還是老話一句啦，盡量讓他早睡、睡到自然醒，營養也要均衡，靠後天的努力彌補身高的差距，他現在還有潛力可以繼續長高，不要錯過這個時期囉！」

「好吧，我會努力讓他早睡的，謝謝醫生。」說完便離開了。

老師再度轉過身來說到：「你看，這樣的人也是有的，只能說真的很偉大，不管是不是宗教的力量，能夠做到這樣實在是很讓人敬佩啊！」

看完這三組病人後，老師依舊繼續看診，而我的意識仍停留在剛剛的場景，以前我從沒想過有這麼多家長會為了小孩的身高而來到診間，直到今晚所見，這份感動依然撼動著我的心，以往在書本上看到的那些父愛母愛的敘述，似乎都不如今日所見這番真切，這份情感從一句句擔憂的詢問、一句句期盼的請求中表露無遺，或許這是在少子化潮流下所形成的產物，又或是亙古不變的真情？

教師意見

平實記錄，以三段小故事鋪排呈現主題「天下父母心」。

〈天下父母心〉評讀

詹沅羲

作者以一名實習學生的角度切入，觀察某個小兒科夜診中，平凡卻又偉大的親情表現。文章描述三名為自己孩子身高感到憂心忡忡的父母，雖然孩子的情況各異，但家長的期盼卻都相似，期望孩子符合期望地順利生長。面對孩子不符預期的身高，那份擔心也化為行動與話語，透過情緒與對話表露無遺。未曾為人父母，無法深刻感受那份對孩子無微不至的照顧與無所不在的擔憂，但也許誠如文章所述「從父母的角度來看，說不定小孩健康所代表的重要性也不亞於生死，而不希望自己小孩輸在起跑線的欲望，更是超越了其他事物。」

在當下的時間點，身為一名醫學生，面對也許是無效醫療，難免會理所當然地抗拒使用。在第一個案例中的國中女孩小美，十五歲了卻仍只有 147 公分，生長板又幾近關閉，儘管父親多麼擔心女兒的身高，又是多麼希望施打生長素，面對極可能是無效醫療的處方，老醫師有些猶豫了。依多年執業的經驗，多吃的藥和打的針多半是白受苦。但為了安撫家屬的情緒，「如今也只能死馬當活馬醫了」，面對哪怕是萬分之一的機會，家屬都會緊緊攀著那脆弱的救命稻草，這樣的行為合情合理，但在醫生眼中就是一個醫療倫理的窘境了。在小美的例子中，也許無效醫療的困境不是那麼明顯，和重症醫療的區塊不同，沒有生離死別的問題，但卻也靜靜地，不容辯駁地，提醒著這一問題。究竟面對對病人無實質益處的醫療行為，該放手抑或是符合家屬期盼的堅持？醫與不醫，始終兩難。

文章閱讀起來流暢而通順，藉由三段故事，清楚而明確地表達主題「天下父母心」。情節進展與人物互動緊咬主題，藉由不同的案例比較，面對「身高」這一平常似乎不常求診的問題，讀者似乎也可以理解家長的焦急。藉由一些小動作的描寫與話語運用，人物刻畫顯得生動，躍然紙上。

作者運用文字使讀者身歷其境，充分品嘗情境，然在文章結尾後一切戛然而止，沒有反思，沒有衝突，讀來通順的文章，有如清水一般，什麼都沒有留下。細細回想，通篇文章人物刻畫生動，但讀者無法充分感受角色的情緒，無論是家長的焦急抑或是老醫師的無奈，都僅是被動地接受訊息，無法深刻讓讀者共鳴。作者以流暢的文字敘述所聞所見，然衝突點不夠，沒有表現出所遇到的倫理困境，無力讓讀者思考，也無法讓讀者注意到醫療倫理的議題。文末提出的「這份情感從一句句擔憂的詢問、一句句期盼的請求中表露無遺，或許這是在少子化潮流下所形成的產物，又或是亙古不變的真情？」結語無法看出作者所問究竟何事，又為何提出這等問題讓讀者思考？

綜觀而論，文字流暢而角色生動，卻無法憑藉此一優勢，讓讀者不自覺陷入醫療倫理的衝突中，進而反思探討，略微可惜。

14
黃先生

熊秉冬

10月6日－進醫院第一天，菜到不行的clerk，感覺走在路上會被VS[1]不小心一腳踩死

黃先生，五十六歲，塔一般的身軀，聲音低沉渾厚，躺在病床上依然顯得威嚴莊重。靠牆坐著的黃太太面色不善，膽小怕死如我基本上不敢跟他們搭話，縮窄肩膀躲在老師與學姐學長背後，盡量減低被注意到的風險。

「身體有沒有好一點，有沒有睡好？」老師客套。

「昨晚還好，只是吃東西嘴巴又在流血，肚子裡的水好像更多了。」回答的是站在床旁邊的女兒，一個孩子的媽，眉宇眼神卻帶著抹不掉的憂鬱。

「肝指數偏高但有控制住，肌肝酸偏高，白蛋白偏低，血小板偏低……那我看一下喔。」老師一邊解釋病情一邊進行簡單的身體檢查，水腫、腹水、心音、呼吸音、檢視口中傷口……嚴重黃疸，鞏膜

1 Visiting Staff，主治醫師。

黃到連我都可以清楚察覺，誇張脹大的腹部，裡面裝的全是水。

「我們再加一點增加凝血功能的藥物，腹水的情形再觀察一下。」老師笑笑對身旁的學姐下了幾道醫囑後，簡單結束查房。

10 月 6 日－晚

Google：Hepatocellular carcinoma、hepatitis B、cirrhosis、GI bleeding、esophageal varices、acute kidney injury、hepatorenal syndrome type I

10 月 7 日－第二天依然膽小如鼠，有學姐守護才敢進病房

腎內 station：

「學姐問一下，肝腎症候群不是一個月死亡率超過 50% 嗎？他九月多進來為什麼現在還活著？」問完，立刻覺得自己很白目。

「對啊！我們可是下了重本呢？你看！」強大的學姐一面 key 病歷一面指著上面各種高級低級藥。

「不能肝臟移植嗎？」Google 告訴我的絕招，差不多也是唯一有效的一招。

「腫瘤吃到 portal vein（肝門靜脈）了。」

「……」

「學弟這個病人很特殊喔，他自己還不知道是肝腎症候群，家屬有隱瞞病情，所以看病人的時候說話要小心喔，我懷疑連 HCC（肝癌）他都不知道……」

10 月 9 日－終於做好心理建設

「你好，我是熊醫師，之前有跟老師還有學姐一起來看你。」我心虛地手持識別證，臉上掛著鍛鍊了二十多年的笑容。

「你好。」女兒對著我點頭微笑，女兒的女兒也對著我微笑，瞬間信心爆棚戰鬥力直衝天際啊！拿著筆記本面對病人，從肝臟內科到腎臟內科，從大量吐血轉加護病房再轉回腎內，大部分問題由女兒回答，黃先生偶爾也自己答上兩句，然後學老師壓一壓聽一聽，離開的時候小妹妹跟我揮手說再見。關上病房的門，深呼吸，走在回家的路上，心裡有股莫名的感動。

10 月 13 日－痛苦的星期一真不想上班

「今天有比較多家屬。」學姐對老師說，老師笑笑。

進入病房果然比平常擁擠，黃先生的兒子看起來有點兇悍，還有黃先生另外一個小女兒也來探視父親，黃先生本人氣色還不錯。

「今天身體怎麼樣？」標準流程。

「肚子怎麼一直這麼脹，為什麼消不下去啊？」兒子提問。

「他的肝功能比較不好，血管裡的水留不住就會一直出來啊。」老師笑笑回答，開始例行的身體檢查。

「這麼脹可不可以放一下水啊？」兒子皺眉。

「星期六才放過，太頻繁腹水引流對病人不好。」老師依舊笑笑，繼續身體檢查。

「有沒有其他藥可以給的？」兒子不死心繼續追問。

之後大部分的對話環繞在腹水為什麼不退與各種處置方式，儘管解釋了再多次，家屬的攻擊目標依然只是那充滿水的腹部，彷彿在他們眼中，病人唯一的異常就只有肚子脹大，所以肚子消下來一切問題就都解決了。離開病房時老師示意女兒跟妻子到病房外說話，關門前還依稀聽到兒子在打聽哪家醫院處理腹水比較高明。

「早上報告出來，他的狀況很不好。」老師嚴肅。

「爸爸這一個禮拜看起來很清醒，外表也沒什麼變化啊。」女兒回答。

「狀況很不好。」老師再次強調，「現在只是暫時穩定，隨時會失控，可能晚上就進加護病房然後就回不來了，你們要趕快跟他講，不然他這樣太可憐了。」

「真的沒辦法了嗎？」

「沒辦法了。」老師斬釘截鐵。

「也不能肝臟移植？」女兒再次確認。

「沒辦法。你們要趕快跟他講，他已經住院這麼久，又不知道為什麼一直出不去，太可憐了。」老師說完，女兒眼眶紅了。

病歷上有記錄，詳細的病情說明在我到站之前就已進行過不只一次，即便如此，整個家也只有一個人真的明白事情有多嚴重，整個家還有一個人不知道發生了什麼事，剩下的人則是不見棺材不掉淚而已。

10 月 15 日

下班前再去看一次病人，黃先生早上抽了一次腹水，精神狀況不錯，抱怨右臉和頭在痛，此外無大礙。

新進路障：「學姐，剛才我去看第 XX 床，他說他頭還在痛要我跟你講。」

強大學姐：「喔喔！早上老師說應該是 Herpes（疱疹），等下我再去看看，他還好嗎？」

新進路障：「感覺還不錯，坐在輪椅上看電視。」

強大學姐：「我從來沒看他下過床耶！」

新進路障：「！！」我有種賺到了的感覺。

從到醫院的第二天，我就已經做好心理準備，隨時注意那間單人房是不是忽然清空了，這個病人已經過世，我們沒招了，我承認我連一丁點希望都沒出現過。但就在剛才，我幾乎要覺得他的病況在好轉……

10 月 16 日－離站前一天

右臉疼痛持續，老師把劑量調高順便照會皮膚科，整體狀況還算穩定。

10 月 17 日

老師指著檢驗數據，這是個說崩就崩毫無徵兆的概念，血小板下滑、凝血時間加長、白蛋白更少了、GOT（麥胺草醋酸轉胺）從原本就偏高的 80 幾一口氣飆破 1000……病人早已奄奄一息的肝臟正在發出最後的悲鳴。

進到病房，紅色水泡清楚爬上昨天還乾淨的右臉，之前抽腹水的位置出現滲漏，嘴裡傷口又開始出血，病人狀況很糟糕，這次從外表就看得出來，裡面則正在全面崩潰。老師把兩個女兒請到門外，這次不用說明大家都知道情況不妙，於是迅速同意將黃先生轉進加護病房持續監控。

下午 VS teaching 被電得稀巴爛，氣若游絲地做完離站 feedback，走前最後一眼，病房早已人去床空。我等著電梯心裡思忖，不知道黃先生被推下去時曉不曉得，他這一趟下去恐怕再也上不來了……。

教師意見

文章以病程記錄格式記錄病人病情發展及作者學習過程，事件過程清楚，及時反應生動，然反思脈絡也時時隨事件打斷，經典描繪了常人的日常生活。

〈黃先生〉評讀

傅啟洋

秉冬的倫理故事以我們醫院內 progress note 的格式紀錄，有點像是日記，每天記錄病人一點一點的變化，再加上自己的心情抒發，以及生動側寫家屬與醫師之間的醫病關係和互動，頗為熟悉，讀來甚是生動，並且隨著作者的描寫，感受到內心的刻畫。

作者一開始也是跟我一樣，比較不太敢直接接觸病人、和病人對話，因為我們在學校四年，都是面對死板板的書本，當然這樣不太好，也正是我們需要學習改進的部分，後來作者有獨自去找病人聊聊天，照顧一下病人及家屬。

根據描述，病人已經在病房住了好一段時間了，但是有幾個倫理衝突點值得討論一下，文中寫道只有一個家屬知道真相，其他家屬對病情可能都是一知半解，甚至還有人不知道發生什麼事了，也許這是醫師出自善意的隱瞞，也可能是家屬請求不要讓其他人擔心，但是這樣做真的就不擔心嗎？要是出了事要誰來負責，其他人不會覺得平常都說沒事沒事，結果病情突然大轉變，在資訊不對等的情況下，其他人很有可能會覺得是醫師這邊沒有盡到責任，而讓醫師吃上官司，而且好像也沒有文件證明是女兒要求醫師不要向病人解釋病情，倘若女兒在事後反咬一口，這樣在法律上醫師是很站不住腳的，再者，病人本身也有「知」的權利，家屬這樣子要求其實也蠻殘忍的，不過這也沒有絕對的誰對誰錯，也許就是看當時心境是如何吧？這是第一個倫理議題。在臨床上，常常碰到這類案例：是否該告知病人實情一直具有爭議性，家屬通常在病情告知上採取說謊，或是自己主宰病人治療的決策。相對的是，病人希望得到事實，儘管家屬刻意隱瞞，病人也能從治療方式、周遭親人態度、本身病況間接得知。我認為這種間接得知實情的方式比直接宣判死刑來得殘忍，我個人支持病人有得知實情的權利。在二十一世紀，病情告知是義務，每個人「知道」的權利被視為一種人權，身體是個人的，當病人自己身體不如以往時，病人心知肚明，不隱瞞的態度才能協助病人了解自身狀況，並與醫師共同討論未來的治療策略，甚至避免延誤治療時機。除此之外，病人飽受病痛之折磨，仍需要家屬支持的力量，若病人與家屬之間存在無法坦誠的關係，相對對病人心理也有影響。

從他們住單人房來看，可以推知他們的經濟是有一定的能力，但是一直維持現狀，不出院或是不轉 ICU 反而是霸佔病房，使其他可能真的有需要的人沒有房可以住院，另外，這樣子一直隱瞞病情，而只使用支持性療法，其他病人家屬不會起疑或覺得怪怪的嗎？這樣子一直治不好，但又不積極治療，是否屬於無效治療，或是可以說是浪費醫療資源？這也是另一個值得深思的醫學倫理議題。佛家有句話：「不知是明天先到，還是無常先來。」從黃先生的案例我深刻明白到這句話，黃先生的家屬仍未告知實情，直到黃先生病情惡化，被推進去 ICU。平常狀況好的黃先生還可以與護士有說有笑，面對著如此樂觀的病人實在不忍心判他死刑。但死亡就是無常，我們總等待明天的到來，讓自己多一天思忖如何處理？如何告知病人？但還沒等到明天的到來，死亡已先靜靜敲門，也剝奪了病人知道的權利，身為醫師，早該習慣生老病死的無常，但看完黃先生案例，令我不禁思考義務上的責任與倫理上的責任，到底該如何拿捏？

目前到醫院見習也已經過了兩個多月了，作者走的是內科，而我走的是外科，其實大大小小不同疾病的病人多少都照顧過了，也許有些因為現實考量，而不能完全展現的醫學知識，或是有些潛在的醫學倫理議題有待商榷解決，我覺得尤其必須注重面對病人的情境，畢竟我們照顧的是生病的人，而不是只侷限在人身上的病。

III　倫理內涵品質

15
截肢

洪晨瑜

對著護理站的指示房號來到了門前，並且輕敲了門。

病人二十六歲，主訴是手指化學性灼傷；他向我微微地點頭示意，對於年紀相仿的他，我不知該怎麼稱呼，「吳先生」又總是有那麼一點彆扭，似乎查覺到我的遲疑，他爽朗地說：「叫我阿福就好！」

簡單的寒暄過後，我們開始第一次的問診，不若身上的刻龍刺鳳，阿福相當憨直。其實一直以來我們對於刺青還是有那麼一點歧視的眼光，即使是看盡人生起落的醫療人員也不例外；在聽診器滑過充滿墨水的皮膚瞬間，腎上腺素帶來的作用不停湧現，深怕一個不小心惹怒了也許會是凶神惡煞的他。

不過顯然是我多慮了，阿福侃侃而談他的故事。

阿福在南臺灣的一家油漆公司做工，替建築物或是船隻上漆，讓它們即使在風吹雨打中亦能保持美觀及預防鏽蝕。我默默在職業史一欄填上油漆工人，暗忖不妙，這是個必須惦記的事實，和油漆相連的職業災害實在是太多了，無論是局部灼傷或是全身系統性的疾病，油漆的毒性充滿許多風險。

在某一天上午，阿福一如往常在粉刷牆壁，這次他垂掛在高空中操作松香水噴槍；松香水是一種混合物，而且是有機且易揮發的混合物，因為有一成分來自於松香木，所以有人稱之為松香水，除此之外，因生活中常拿來做有機溶劑，可以稀釋溶解油漆或油垢之類的，可說是油漆工人常須接觸的物質。然而事實上松香水亦是個相當惡毒的物質。

原本再熟悉不過的噴槍操作這次卻出了麻煩。阿福正要抓取噴槍使用時，槍柄從腰帶滑落，「啊！」的一聲阿福驚呼，在空中急於握住下墜的噴槍，他不顧未戴手套赤裸著的左手並奮力抓住了噴嘴，而松香水也因此灑滿了手掌，並從食指內滲入。濃烈的松香水此時蝕溶著筋肉，伴隨而來的是劇痛。阿福趕緊放下手邊的工作前往工廠保健室。

而保健室的護理人員表示這在他們能力所及之外，請他趕快前往醫院救治；阿福在剛入行時早有從前輩那耳聞松香水的惡毒，因此他立即前往附近醫院的急診尋求幫助。

在醫院急診稍待片刻後，醫師隨即前來驗傷，此時手掌已開始腫脹；「這應該是一般的發炎紅腫。」急診醫師端詳後宣布。

阿福著急地問道：「醫師，我這個傷口是被松香水噴到，真的不用開刀之類的處置嗎？」

醫師邊填寫著表單邊不耐煩地回答：「不用啦！你會痛的話我開個藥給你帶回去吃就是了！」

阿福見醫師如此回覆也就遵從指示繳了費後領藥回家靜養；躺在床上，阿福閉起眼睛想著——應該不會有事吧。

我繼續端詳著阿福左手指的傷口，切開的皮膚暗示著曾經接受筋膜切開術；筋膜切開術是針對 compartment syndrome（腔室徵候群）的治療方針，為的是釋放組織間的壓力，避免灌流不足而壞死，而預後好壞就有賴於是否有在時限內處理了。

隔天清晨，公司給了阿福休假，然而將他喚醒的是極度腫脹的左手指，且此時因局部缺血已略顯紫黑，見狀後阿福趕緊再度登門鄰近醫院急診，希望醫師再為他看診一次；但無奈的是，急診的醫師堅持原本的見解——多休息就沒事了。阿福無助地走出當地醫院後，仍然疼痛難耐，於是他下定決心前往高醫，而在那發現了早已惡化的 compartment syndrome。

社會上比比皆是小人物弱勢的悲哀，知識的不對等尤其可怕。在高醫住院已經一個禮拜，在經過筋膜切開術後我們密切注意傷口的預後，然而傷口附近的軟組織無法從傷害中回復，壞死組織的範圍持續擴展；這天，主治醫師例行性查房，不若前日的閒談，此刻醫師眉頭緊皺。

「吳先生，這節指頭可能保不住了。」醫師思索後開口道，此刻阿福的反應異常冷靜，彷彿早已知道此結果。隨後醫師囑咐了隨行的護理人員準備同意書，而我也趁著空檔試著安撫他的情緒，阿福泰然地告訴我他有好多個師傅都因為這樣截肢了，他也理解截肢的必要；緊接著他又侃侃而談受傷的經過，其實這段故事他已向我分享好多遍了，但讓我感到驚奇的是——從言詞中我從沒感受到他對當地小醫院的怨恨，頂多是小小的埋怨。

這天是預定接受截肢手術的日子；原本答應陪著他到刀房，卻因為臨時調課而食言，下了課我匆匆忙忙披上白袍來到了病房，阿福已經從手術恢復室回到了病房，陪伴著的是他的母親。走進房門，我微微向阿姨點頭示意，阿福此時端詳著裹著厚厚紗布的左手，即使裹著紗布仍然發現指頭短上了不少。

「嘿，阿福，還好嗎？」我輕聲問道，這是我第一次面對截肢的患者，說實在我不知道他心底的情緒。

「不錯吧。」阿福苦笑道。

確定包紮穩固後我們閒聊著各種術後問題，「勞保的部分若有需要可以請主治醫師開立診斷證明。」我隨口提醒他。

「勞保我之前退掉了，不過我老闆說會幫我處理！」這句話讓我起了疑惑，替員工申請勞保不是雇主應盡的義務嗎？事實上是法律規定其必須這麼做的；我試探性地詢問了沒有勞保的原委，但最終他仍充滿信心地表示老闆會替他解決。

回到討論室準備補上病歷，然而醫療資訊系統正在更新；回想到剛剛阿福說的話與前些日子新聞上看到的社會案件，無論是關廠工人事件或是高速公路收費員的安置問題。勞工提供了社會最基層務實的付出，卻往往不被政府重視其權利，又因勞工階層獲取資訊的能力普遍低於其他階級，如此惡性循環。阿福的老闆在沒有法律的監督下，真的會給他應有的賠償和照顧嗎？而阿福在復健的日子中，家裡的經濟負擔又該由誰承接呢？想到這就令人心頭一沉。

放下原本的工作我到了勞工部的網站搜尋資料，哪怕只有一些機會也希望替他爭取到一些無論是政府或是保險的福利；但令人沮喪的是，阿福的案例的確不符合勞保復保的條件，且由於截肢範圍是左手食指兩根指節的長度，在規定上視為十一級的職業災害，而要十級或是以上才能享有政府職業災害的補助。

隔天我拿著收集好的資料來到病床邊，此刻我注意到阿福不若前日的開朗，他告訴我公司只能給他意外保險，而這筆錢只夠支付短期的日常開銷。

「醫師，勞保那裡真的沒辦法嗎？」

「……嗯。」我小聲遲疑地答道，但不是由於對答案的不肯定，事實上為求慎重，早些時候我已撥電話去勞工局求證，但要向他宣布這個雪上加霜的消息還是令人揪心。

「這樣呀，我知道了。」阿福隨即沉默了，我想在他腦子裡正盤算著未來的日子該怎麼辦，從他的傷口研判，要到完全癒合可能需要一個月，更遑論日後耗廢時日的復健治療；看著平日憨直樂觀的阿福如此煩惱，其實在我心底一直有個矛盾的想法，要否該直接建議他跟原先的小型醫院求償呢？這個議題之所以尷尬在於同為醫療人員，我們有責任要互相照應，至少這是在大環境不佳的時代，也是學長姐及老師囑咐我們的，然而看著生活即將面臨困頓的病人，眼前又有醫療過失的可能，我們該代為爭取嗎？醫療疏失與否或許有待商榷，我們所做的都是抽象的假設，不可能再回到過去走進那家醫院，當下重新來過。

資訊上的不對等造就了對立方的起跑點不同，是許多社會不公平事件的起點，然而對於是否該將專業見解告知阿福，卻讓我感到遲疑，若是告知他 compartment syndrome 是分秒必爭的症狀，這勢必會陷同業的前一家醫院於窘境。或許我能將我的行為解讀為單純地將資訊交給阿福，至於是否求償以保障自己的生活則交還他自己決定，但畢竟在前一家醫院發生的當下我們並不在場，又怎能事後諸葛呢？

「醫師，食指頭截肢會不會嚴重影響到手的功能呀？」阿福的提問將我拉回了病房。

「手最重要的是對掌功能，我想若能積極復健，應能將影響降到最小。」我接近官僚地答道。

此時阿福幽幽地說：「我算很幸運了，有好多師傅是整個胳臂截掉呢！」

「是呀，但以後還是要多注意啦！」我漫不經心地應對，我仍在思索該不該告訴他屬於他的權益，或許更精確地說，他有權力知道的資訊。

到了九點鐘是老師查房的時程，我向走進病房的老師報告了傷口的情況，老師一邊向阿福解釋日後的照護，也安排了隔天出院的文書資料。

「老師，那個我有些問題想請教。」關起房門後我小跑步跟上老師，「你想問先前醫院的疏失是否該告知吧？」老師低聲道。

「我有看到你更新的病歷，或許記錄的都是事實，但我們不能如此記載。身為醫師，學習過程中不可能總是不犯錯，我當然認為先前那家醫院的醫師很糟糕，簡直平白葬送了吳先生的手指，但無奈的是大環境如此，我們改變不了過去發生的事實。這個部分不要寫 the doctor there suggested no further therapy is needed，改成 the doctor there has given conservative therapy 知道嗎？」

聽完老師的見解，難免有些沮喪，但我期待的答覆又是什麼呢？是真正的解決辦法，還是一個心安的答案呢？

「學弟，記住不要成為那樣的醫師。尤其是第二度來到急診的患者，務必留下來觀察，若是需要專業見解就趕緊照會，不要讓這種案例再發生。」老師停下腳步轉頭向我說，隨即快步離去。

教師意見

故事清楚呈現作者心中的倫理衝擊與社會問題意識，很可貴的經驗分享與學習提醒。

〈截肢〉評讀

洪芊慈

故事的開始，詳實描繪一位實習醫學生面對新病患——阿福時忐忑的心情。醫師不能選擇病患，離開了校園生活的保護網，在醫院可以接觸到不同社經地位、背景、個性的病患與家屬。不難看出，我們對於畫龍刺虎、穿舌環、打整排耳洞等較特殊打扮的人們早已有了成見，聯想到的特徵是標新立異、邪惡、暴力、喜怒無常，從而心生恐懼，進行問診與理學檢查時戰戰兢兢。阿福面對問診時的坦然與自在讓作者釋懷，甚至稍稍感到慚愧。

接著故事進展到病患的工作環境、意外始末：身為油漆工人的阿福不慎於某次工作時被噴濺的松香水侵蝕左手，兩度前往當地小型醫院急診就醫，未受到妥善處置，毅然前往高醫就診為時已晚，必須截斷兩段食指指節。作者透過阿福的視角，觀察到先前醫院醫師對於病患的焦慮表現出輕率與漠然。原以為公司老闆可以給予足夠補助的阿福，得知公司的意外險不足以應付日常開銷，斷指也不符合勞保給付的條件，傷口未癒合前亦無法工作，更沒有經濟支援。事情發展每況愈下，再怎麼樂觀的人受到接二連三的打擊，也會陷入一片愁雲慘霧。作者除了默默查詢相關資訊，也思考是否該提醒病患向先前醫院求償，畢竟這可能是醫療疏失。

社經地位較不占優勢的族群，在教育機會的選擇可能有限，工作性質也較危險、缺乏保障，一旦發生事故，輕則皮肉傷或慢性疾病，重則導致殘疾或甚至危及性命，卻沒有足夠支援、救濟，形成無限惡性迴圈。作者為阿福深感同情但愛莫能助；病例詳實記載卻遭到主治醫師指正，換成更「委婉」的用詞，避開前一位醫師可能的疏失。

文末主治醫師所言：「身為醫師，我們不可能總是不犯錯，我當然認為先前那家醫院的醫師很糟糕，簡直平白葬送了吳先生的手指，但無奈的是大環境如此，我們改變不了過去發生的事實。」醫師必須下準確的判斷，給予立即、適當的治療，需要長時間累積經驗，從犯錯中學習或許也是習醫必經之路。一旦所有過失必須究責，醫師們動輒得咎，最後沒有人敢執行任何醫療處置。木已成舟，除了讓病患自認倒楣之外，是否能夠透過某種管道讓先前那位醫師知道自己的疏失？這樣的經驗能否成為他人的借鏡，有賴更多醫師之間的溝通與經驗分享，將未來同一類的傷害降到最低。

本篇醫學倫理故事觀察入微、描述詳盡、人物鮮明，也忠實記載病患與作者數次的互動與各自的想法。結尾收筆在主治醫師匆促離去的背影略顯簡短，然而對於作者的提醒卻如暮鼓晨鐘般迴盪在讀者心中：「不要成為那樣的醫師。尤其是第二度來到急診的患者，務必留下來觀察，若是需要專業見解就趕緊照會，不要讓這種案例再發生。」

16
等待

楊庚瑾

又是一個新的開始。

身為剛進醫院第三週的菜鳥 clerk，一切還顯得生澀，乘著前往二十一樓的電梯，腦中正藉著上一組同學的交接和學長姐們的建言，嘗試勾勒出未來兩週生活的面貌，不知不覺中已走到血液腫瘤科的討論室門前。

「學妹，老師要查房了喔！」

「好！馬上來！」

匆匆批上白袍、抓著記錄板，上面夾著熱騰騰剛印出來的病患清單，還來不及對上病人的姓名與病況，在思緒一陣混亂中跟上老師的腳步開始了查房行程。敲門、走進、寒暄、詢問或告知病情變化、離開，重複了好幾個循環之後，我們跟著老師走上樓梯，來到二十二樓的特等國際病房。

沒有親眼看到之前，很難想像這樣一間寬敞、木色裝潢、燈光溫暖、有著沙發床以及液晶電視的地方會是一間病房，由主治醫師領頭，我們魚貫走入，約莫三十來歲的年輕「病人」坐在床沿，有著黝黑膚色的他看起來氣色很好，一見我們進來便起身打招呼。

「醫師您好。」

「蔡先生，今天覺得怎麼樣？」

「還不錯。」

「嗯很好，沒有什麼大問題的話身體養好！明天就要做了！加油！」

原來蔡先生是以幹細胞捐贈者的身分住進來的，他的姐姐蔡小姐是白血病患者，明天他即將進行周邊造血幹細胞的收集，而他的姐姐正在隔離的移植室中等待著。

「接下來我們要去抽 bone marrow（骨髓穿刺檢查），沒看過的就一起來看吧！」離開國際病房後，老師對我們說道，「今天要做 bone marrow A+C 的是 56 房的陳先生，他是 ALL（急性淋巴性白血病）復發的病患，而我們做 A+C 一般來說都是從胸骨下針……」老師親切地向我們說明流程後，又突然想到什麼似的小聲提起：「不過病人有點 neurosis（神經質）……意思就是他會有點想要『控制』醫護人員，在應對的時候就小心一點……」

走進 56 房，有別於剛剛溫暖的國際病房，這個方方正正、白色調的房間感覺起來比實際更冷一些，三十來歲的陳先生躺在病床上，他的太太正握著他的手，兩人膚色相較之下，久病的陳先生略顯蒼白。護理師已經在一旁待命，老師熟練地一邊戴上無菌手套，一邊跟病人說明：「陳先生，你做過很多次了應該知道吧？進去會有點酸酸的是正常的喔。」陳先生冷靜地點了點頭後自動把衣服掀開，消毒、鋪上無菌洞巾、打局部麻醉，前置作業就算準備完成了。我盯著用來穿刺的針，心想著那麼粗的針穿進胸骨一定很痛吧。

「陳先生，請你深呼吸——」話剛講完那瞬間，老師便把針穿進胸骨，因為骨頭太硬，還需要用力轉一轉才能鑽得進去，我在旁看了十分不忍，陳先生的臉色因疼痛而慘白，手便不自主地想去觸碰穿刺的地方。

「高醫師，幫忙一下！」被叫到的住院醫師學長馬上上前壓住病患的手，以免破壞了無菌面，我也馬上反應過來，緊緊握住病人的另一隻手，心裡除了想協助醫療程序外，也想給予他支持的力量，讓他能夠撐過去。針筒內開始出現深紅色的骨髓，隨著針筒拔出，陳先生的手不再緊繃，我也放開了握住的手。

「記得要壓多久嗎？」老師邊收拾邊跟病人說話、分散對疼痛的注意力。

「……六小時。」

「對沒錯，你的凝血功能比較不好，所以要壓比較久喔。」說完，我們向陳先生跟他太太點頭致意後，便離開了病房。

結束了第一天查房，我跟住院醫師學長討論該接哪個 primary care 病人時，學長顯得非常苦惱，情況太不穩定或是快出院的病人都不適合，最後還是決定讓我去照顧早上做骨髓穿刺的陳先生，「病人有點 neurosis……有時候也不一定願意溝通，學妹你就試試看吧。」學長有點為難地說道。

當天下午，我拿著記錄板、穿過長廊走向病房，準備自己去接觸病人，腳步前進的同時，想起老師和學長描述陳先生的語氣好像都略有微詞，讓我也不禁不安了起來，不知不覺 56 號病房的房門已近在眼前。

叩叩。

「陳先生你好，我是實習醫學生楊醫師……」

其實這個開頭還不壞，我先詢問陳先生上午穿刺的傷口處還有沒有流血、會不會痛，再詢問他住院以來的這段時間，問題是否有變化或改善，過程中他太太雖然顯得比較緊張，會詳細詢問他今天的檢查數值並記錄下來，仍然很願意跟我說明陳先生的病情，陳先生本人還正壓住胸前的傷口止血，因為怕牽引傷口造成疼痛，沒辦法說太多話，但當我詢問他的感覺時也都會回應，神情比起早上骨髓穿刺見到時緩和許多。

「今天早上的第一管血中的白血球數值不太正常，不過那應該是儀器誤差，後來再重抽的那管血中的白血球就是正常的了，不用擔心！」我解釋完今天的檢驗數據後便離開病房，心中覺得奇怪，並不覺得這個病人特別難搞……

隔天查房，老師問起我照顧 primary care 病人的情況時，突然問到我有沒有跟陳先生解釋昨天誤差的白血球數據？我一時語塞，覺得自己好像做錯事了，但跟病人解釋數據不是正常的嗎？老師見我沒有回答，便說：「沒有的話就好，像他這種患病很久、住院也住了一段時間的病人，很容易因為數據的變化緊張，其實沒有必要跟他說到那麼多，到時候萬一有什麼變化，才不會因為這個誤差數值質疑我們的處理。」

說到這，我突然想問：「老師，你之前提過所謂會『控制』醫護人員是……？」

老師輕輕嘆了一口氣：「有些病人住久了都會知道他們能要求醫護人員做什麼，例如今天他是 ALL 的病患，但希望我們順便幫他驗糖化血色素、或者本來一週只抽三管血他卻要求每天都抽，說實在健保是不給付在這次住院費用裡的，但如果拒絕，萬一之後真的有什麼變化，病人家屬還是會咬著這點來告醫師。可是另一方面，開出健保不給付的項目被核刪得多的話，醫院也會找醫師……總之醫師就是被夾在其中動彈不得啊！」

聽完老師語重心長地這麼說，我不禁迷惘，究竟這樣的防衛性醫療對病人是不是好的？老師都教我們要對病人「Do No Harm」，但是在健保的限制下，醫師變得進退維谷，沒辦法同理病人的感受，最後轉化為對病人的不信任，用避之唯恐不及的語彙形容病人，對醫病關係是好或是不好？

還來不及理出個頭緒，老師已經查完房，帶著我們往血庫的方向走。

「我們現在要去看周邊幹細胞移植的蔡先生，捐贈者會在血庫收一天的血做分離。」在等待電梯的空檔中，老師問道：「幹細胞移植有哪些分類呢？」

「……自體跟異體嗎？」回應老師的視線，我不太確定地回答。

「嗯，這是一種分類方式，異體移植又分為親屬與非親屬，蔡先生的例子就是親屬間的移植，另外臺灣也有非親屬的幹細胞配對，這方面是委託慈濟在做，但說實在還是親屬間的移植比較好，知道原因嗎？」

「是因為除了主要抗原配對之外，還有其他抗原排斥的風險，所以親屬相較之下比較安全嗎？」住院醫師學長回答。

「當然這也是原因，但主要是因為……親屬之間比較好『喬』啦，畢竟要為了素不相識的人在醫院躺上一段時間，對人性來說還是比較困難的，就像楊醫師你照顧的陳先生，他其實已經配對三次成功，但最後都是因為對方不願意而沒有做成，所以之前為了這個有點depression（憂鬱症）。」

三次！我點了點頭，可以想見那樣反覆的打擊對陳先生的影響有多大……

「很多血液腫瘤的病人其實都在等待移植，在治療都已經無法有效控制時，幹細胞移植才是真正根治的方法，很多人也是在還沒等到之前就走掉了。」老師說完，我們一行人點了點頭沉默無語，直到電梯門打開、走進。

這天，我們一起去看了周邊幹細胞捐贈的蔡先生，為他加油打氣；這天，陳先生因為骨髓檢查結果沒有新的異常變化，狀況暫時穩定出院回家。

在陳先生出院後，我時不時回想起老師描述配對三次成功卻未果的事實、陳先生躺在病床上蒼白的臉孔、以及在一旁略為焦急抄寫著數據的太太，其實將自己放到陳先生的位子上，我試圖想像他的處境，發現自己沒辦法將「控制」這回事想得那麼邪惡，每個人面對自己的生命、自己最親愛的人的生命，總是會有那麼一點不安與私心，醫師這個角色究竟該定位在醫療單位與病人光譜的哪一側，對我而言還是個難解的問題。

很快地兩週過去了，在離站前的最後一天，接受幹細胞移植後的蔡小姐終於從隔離的移植室出來，轉到跟她弟弟蔡先生當初住的一樣，有著溫暖燈光的二十二樓國際病房，而我也終於在最後一天傍晚的查房見到她第一面，年輕的她雖然戴著因落髮而有保暖需要的毛帽，看起來還像是個我們想像中的癌症病患，但不一樣的是，從她的臉上我們看到了微微的笑容。

「接下來這幾天我們會密切觀察排斥反應、還會再抽一次骨髓看弟弟的細胞有沒有好好在你的身體裡成長，如果一切都沒問題就可以出院了。」老師拍拍病人的肩膀：「現在只是個開始，加油！」

那個剎那，我想起了我那已經出院但仍等待著移植的 primary care 陳先生，突然很希望哪天我也能親口跟他說出這樣一個象徵新開始的宣告，宣告著他的生命將有新的轉機、宣告他無盡的等待終於可以在那一刻畫下完滿的句點——。

教師意見

平實無誇飾的文字，卻精巧地捕捉現場的氛圍與故事的節奏。因不預設成見而能達成對「困難病人」的諒解，是很動人的一頁。

〈等待〉評讀

許庭瑜

很喜歡羊羹的文章，喜歡能用溫度和顏色描繪的場景。兩間不同的病房，溫暖輝煌相應方正冷白；感覺到行文背後，心裡構築的一個框架，那裡有安排的情節，設計的節奏。

從裡頭，我看見等待接受幹細胞移植的陳先生，一位被認為難搞的病人，一位太懂得醫院運作的、聽起來我們都該三分忌諱的客人，住在蒼白冷調的空間裡；我還看見，另一個等待移植的女孩，蒼白削瘦冷靜的病容，她微笑著，住在輝煌舒適的燈光裡，身邊守護的是健壯黝黑的弟弟，正準備捐贈骨髓……。這反差如此大，我想，這病人無理還是無禮，也不值得大驚小怪，而人各式各樣，本不該多少齟齬。是嗎？直到透過老師的言談知道：

「畢竟要為了素不相識的人在醫院躺上一段時間，對人性來說還是比較困難的，就像楊醫師你照顧的陳先生，他其實已經配對三次成功，但最後都是因為對方不願意而沒有做成」，其實將自己放到陳先生的位子上，我試圖想像他的處境，發現自己沒辦法將「控制」這回事想得那麼邪惡，每個人面對自己的生命、自己最親愛的人的生命，總是會有那麼一點不安與私心。

我才發現原先自以為是的寬容有多偏狹，怎麼能自認了解每個人的故事，而真心的責怪。透過對話與文字敘述穿插得恰到好處，我竟然能夠，彷彿是望著主角張口言說，再隨其目光見其所見，感受隨之而來的思想波瀾。

有時會誤以為落進小小說常有的層層對話的平板框架，作者卻利用末尾的破折號，表現主角和我們同樣感到失焦；抑或作者心中的自問自答突然被外力硬生生打斷，我的心中也和她一樣感到驚愕，卻需在當場面露鎮定。而這在我們的見習生活是多麼頻繁地發生！

我盯著用來穿刺的針，心想著那麼粗的針穿進胸骨一定很痛吧。

「陳先生，請你深呼吸——」話剛講完那瞬間，老師便把針穿進胸骨……

除了情感與節奏的掌握，在詞藻的描述更使人身歷其境。先講病房並非普通，又不說那是如何特等，眼見高級設備，又不言什麼樣的人得以居住，雖然只有短短幾行，但是一個場景得以在心中具象化。甚至每個心境都利用小動作暗示呼應，好比，一個新的開始理應是伴隨著「匆匆批上白袍、抓著記錄板，上面夾著熱騰騰剛印出來的病患清單」以及思緒紊亂的查房。文章中有許多小巧思，包括針對醫學專有名詞特別介紹，對話對象的方向清楚。穿插著不同角色，藉著每日查房腳步看見不同病人，從他們的對話裡，我們感覺到樣貌、脾氣與語調，從醫護人員的對話我們省思醫病關係之所以複雜，特別喜歡這樣無處不言掙扎，卻無處不是掙扎的表現！末尾利用一位病人的出院，懷著不同的心境期許自己。

突然很希望哪天我也能親口跟他說出這樣一個象徵新開始的宣告，宣告著他的生命將有新的轉機、宣告他無盡的等待終於可以在那一刻畫下完滿的句點——。

作為結語，卻是未竟的故事。讓人能夠重新經歷且感觸良多。

PS.

「陳先生你好，我是實習醫學生楊醫師……」其實這個開頭還不壞。

最喜歡的一句話，不知道為什麼，可能是因為後頭看起來曳著長長的故事。一氣呵成、深入淺出等等奇怪類題解的評語實在是太莫名，所以就不寫了。謝謝你。

17
沒有回應的回應

温家慧

「……感謝神，賜下新的一天，求主保守今天不論是在診間、在病房，和老師同學或病人的互動，都有所學習，給我祢的眼光看見祢的作為、祢的同在。禱告奉主耶穌的名求，阿們。」

提著咖啡、背著龐然諾大的登山用背包，走向醫院，趕往七點半的小兒科晨會……。步伐，因為在醫院見習的一個月，變快了，為了要跟上主治醫師的腳步，或許也是為了要追上想達成但似乎又仍然很遠、還碰觸不到的目標。

而那肩膀，要撐起白袍的，過了一個月，撐起的可能不再只是家人和自己的期待，還多了因為疲憊、壓力、掙扎而微微顫抖的自己。一幕幕臨床的場景，加上背後所需要的專業知識，澎湃洶湧地不斷朝我而來，肩膀累了、想休息了，但是後方不斷推進的「下一站」催促肩膀不要停下來、不要思考、不要猶豫。所以肩膀撐起自己，繼續向前。

昏暗的晨會燈光、複雜的病情、不了解的處置，結束了。找了臺沒人用的電腦、登入醫療資訊系統，看著學長打好的病程記錄、醫囑總覽，趕緊翻看病歷上的生命徵象記錄單，嗯，情況穩定。今天要開始系統性再誘導治療，希望莘莘今天願意說話。

癌症病房的小朋友，大多都比路障的我們更熟悉這裡的人事物，熟悉接下來要做的療程、熟悉抽骨髓與腦脊髓液斗大的針頭、熟悉藥物的副作用、熟悉一個又一個的住院天數、熟悉對抗疾病要重新裝載氣力的每一個時刻、熟悉每天主治醫師病房內的問話。

主治醫師來了。

抓起寫字板、夾上住院清單、戴上單調呆板的醫療口罩，肩膀領著腳步跟上查房的隊伍。一行十個人的隊伍，有功能的是前面幾個，後面才跟上的，就像新婚禮車後頭繫的一串空瓶，鏗鏘地響，沒有實際上的功用，只是增加了隊伍中的腳步聲和占用擁擠病房內一部分的空間。

我在一間間的病房穿梭，看見一張張口罩底下的臉龐、一個個對抗癌症的生命，縱使不願意、不開心、不能掌握病情，還是得面對療程下的安排，接受化療藥物的注射、骨髓和腦脊髓液的檢查、副作用的侵襲。

「叩叩——」

進入病房，單人，窗緣排著史努比玩偶，而《冰雪奇緣》裡的 Elsa 被擺在床上，除此之外，還有一袋袋玩具和書本堆在床後，日用品也整齊地放在房間各處，角落旁有一臺仍鋪著防撞泡泡紙的電子琴。

床邊的矮櫃上，放著幾罐藥，是為了止住化療藥物引起的皮膚癢。病床和我們之間，有電子點滴的電線，我們得拉開它，才能接近病人。

「嗨，今天有什麼問題？」主治醫師問。

莘莘，六歲快七歲的小姐姐，剛上小學。今年春天即將進入尾聲的那天，在幼稚園都還沒有畢業的時候，因為腳痛、發燒、快速瀰漫全身的出血點，被送來高醫。還沒來得及學寫國字，就要先知道 ALL 和自己的相關性，是急性淋巴性白血病，小朋友最常見的一種癌症。一百三十多天的住院歷史，這一年夏天，在單人房中結束了。此刻，莘莘是稀疏的短髮，戴著口罩，眼鏡下的雙眼看著電視，沒有出聲回答。

「昨天抽骨髓的地方還會痛嗎？」

沒有說話聲，但有《奇皇后》的聲音。

「讓我看一下喔。」

老師翻開粉紫色洋裝下的傷口，在後背接近屁股的地方，還有一點紅、一點凹陷。

「她今天好像不會痛了，沒有聽到她喊不舒服。」褓母回答。約莫六十歲，灰白參雜的短髮，同樣戴著口罩，交叉在胸前的雙手，更凸顯本來就很單薄的身軀，似乎是被照顧生病孩子的疲憊折磨，回話中，是無奈。

「不過她一直都會癢的樣子，一直抓，昨天晚上睡覺有癢到醒來，看這邊……」

十對眼睛中的幾對，隨著褓母手指著的方向望去，看到肉肉的腳背上一條一條紅白、深淺不一的抓痕，還有一些因為不斷摩擦而角化的皮膚。

「除了給她擦金貝比，還有開什麼藥嗎？」老師轉頭問住院醫師。

「昨天晚上有開 Vena（靜脈注射），已經加在點滴裡了。」

Vena，Diphenhydramine（抗組織胺藥物），點滴型，30mg/1ml，跟臺大一號和在一起，流進 CVC（中央靜脈導管），阻斷神經的傳導，止癢。

化療常見的副作用，常見的支持藥物。

「有加開點滴的藥物了。還會癢的話，可以用冰的東西敷著，比較不會一直抓。」老師說。

「她從昨天開始心情就很不好啦，剛剛醒來之後還一直在哭，因為媽媽早上要趕去上班，沒有等她起床。她也都不跟我說話啦，那情緒低落要怎麼辦啊？之前還都有跟我玩得很開心捏，這幾天就都不說話、也沒有反應，心情很差的樣子。」褓母說。

莘莘沒有反應，仍看著《奇皇后》。

「好，我聽一下。」拿起聽診器放在胸口。

莘莘沒有改變眼睛的方向，歪著頭繼續看《奇皇后》，因為被聽診的老師擋住了視線。

「咦，有鋼琴喔，是她在彈嗎？」一邊聽診的老師望向電子琴。

「對啊。」

「喜歡音樂喔？」

「媽媽找老師來幫她上課，希望她住院還是可以過得開心一點。」

「來，嘴巴。」接過筆燈。

莘莘拉下口罩，開口，沒有表情，檢查完畢之後，立刻重新戴上口罩。

「喜歡的話就讓她做，多找一些她喜歡的事情讓她做，心情也會比較好一點。好，還有沒有其他問題？」

「沒有，其他都很好。」

祼母點頭道謝，莘莘繼續看著《奇皇后》，十個人步出病房。

有些疲憊的肩膀走最後，多看了一眼粉紫色洋裝下的小病人，揮揮手。在走廊上，十個人的隊伍，不平均地分散開來。

「那些都是類固醇的副作用，她之前就會對 DEX（人工合成的糖皮質類固醇）有這樣的反應，皮膚會癢。DEX 也會影響情緒，會高也會低，有些人在停藥了之後也可能會處在很興奮的狀態，不過她是屬於情緒會比較低落、比較負面的那種，上或下的起伏都有可能。」

老師轉身敲下一間病房的門。

「叩叩——」

所以副作用有這麼強嗎？癢可以用藥物止住，那情緒低落要怎麼辦呢？

老師查完房後，已經是一個小時之後了，回討論室拿聽診器和筆燈，趕在中午吃飯前，再去看一次莘莘，希望這一次她願意理我。

「叩叩叩——」

「哈囉！莘莘，還很癢嗎？你抓出一條一條的指甲痕了耶！我看一下！」她沒有理我，轉身從其中一袋書本中拿出磁鐵板，上面有畫五線譜的那種，是鋼琴老師給她練習用的。

把每一個磁鐵拿起來，一個個排在五線譜上，安靜、專注地，像剛剛誰都沒有說話似的。

「你都學會了嗎？你可不可以排 Do 啊？ Do 在哪個位置？」

莘莘把磁鐵推過去，放在線上。

「哦！你會耶，那下一個音是什麼？」

Re、Mi、Fa、So、La、Ti、Do

排完了，再一個個收起來。

「你好厲害喔！只上過一堂課就記起來了，那老師有教怎麼看低音的嗎？」

搖頭，磁鐵排好、放在原本的位置，準備蓋起來。

「這個是什麼？」指著藍藍的小管子，我問莘莘。

「……」

「蛤？你可以再說一次嗎？」

「印章。」

「哦，原來是印章啊，好特別喔！」

莘莘轉身把板子放回袋子裡，看著時鐘，在等出去買烤雞腿飯便當的褓母回來。她拿出平板，傳了貼圖，點開《奇皇后》的重播。沒有字幕、韓語發音，莘莘專注地看。

「這樣你看得懂喔！這是什麼時候的啊？昨天晚上的嗎？」

「對。」

和她一起看，我納悶女主角被推下山坡戲要怎麼演下去。

「你怎麼會看這個連續劇？是褓母在看的嗎？」

「是之前阿嬤來的時候看的。」

繼續，沒有中文字幕的連續劇，使得安靜的病房內只有講韓文的奸臣的聲音。

「莘莘，謝謝你今天跟我說話，謝謝你。」

她看著平板，沒有回什麼，不過身體晃了一下。

「你還在這裡啊？怎麼沒有去吃飯？」門打開了，烤雞腿飯便當回來了。

「噢，我跟莘莘一起看了重播的《奇皇后》。那現在換我去找食物吃了，莘莘，拜拜。」

莘莘沒有移開看著平板的目光，肩膀再次領著腳步，走回討論室。

「拉麵！」

低頭謝飯「親愛的天父，謝謝祢賜下飯食，也謝謝祢，讓我今天可以跟莘莘說話，求你祝福她的健康。禱告奉主耶穌的名求，阿們。」

教師意見

細緻的觀察，細緻的描寫。作者對小病人的耐心與尊重，讓這位情緒低落不理會人的小病人也鬆動了防衛。文章展示了深富同理心的視角。

〈沒有回應的回應〉評讀

鄭涵勻

家慧的倫理故事，不僅細膩刻畫了病人與周遭的互動，還描寫了身為一位實習醫學生的無力和掙扎。身為一位醫師，都會很希望能把病懨懨的病人治療到能開開心心活蹦亂跳地回去，然而在癌症病房的小朋友，卻不是吃一個兩個禮拜的藥、動個手術，就能康復的。故事中的主角莘莘對醫院、對治療流程、對疼痛都熟悉到令人不捨，在其他小朋友正無憂無慮地奔跑玩耍的時候，她卻被強迫成長，必須要夠勇敢才能在其他小朋友打疫苗還會大哭大鬧時，默默忍受抽骨髓與腦脊髓液斗大的針頭；必須要夠成熟才能在其他小朋友還在吵著要買玩具的時候，學會按捺自己的渴望，接受充滿副作用的化療。

總是不理人的莘莘，一開始知道自己得了急性淋巴性白血病，必須在醫院接受治療不能去玩時候，想必也是憤怒地大叫抗議過、無理取鬧地拒絕治療過吧？然而再多的眼淚和憤怒，都無法停止疾病對身體的侵襲，無法停止治療在身上產生的副作用。因為無法對疾病生氣，對疼痛憤怒，於是莘莘只能穿上冷漠的偽裝，築起一道高牆來阻隔外面世界的不公平，用冷漠來表達她最深的抗議和不滿。對於這些無法避免的疼痛與副作用，醫生能做的似乎只是一些預先的提醒、給症狀緩解的藥，主治醫師查房那每天五分鐘，或許對病人來說都只是例行公事而已。我想醫生能讓病人心情好一點的方式，大概就是不厭其煩地解釋病情、目前的進展如何，和接下來要怎麼做，並且提供一些生活方面的建議，像是讓莘莘找一些喜歡的事做，學學鋼琴、看看電視。

身為一位實習醫學生，沒辦法提供病患什麼有用的資訊與治療，有時候病患所了解的甚至比我們多很多。我們的身分，介於醫生與學生之間，我們不能像學生一樣只接收書本上的知識，我們需要接觸病人；但我們也不能像醫生一樣，解釋病情、診斷和開藥，給予病人信賴感。於是乎，介於中間的我們，面對病人的疑問，多數時候我們不是回答不出來，就是醫院規定我們不能擅自解釋病情，而有些病人就會對我們產生懷疑與不信任。而我們的身分也不能純粹只關心病人、和病人聊天，我們也需要問診、理學檢查來增加自己的臨床技能，因此，在專業與非專業之間，在醫護者與陪伴者之間，我們必須拿捏分寸，讓病患知道哪些是我們能做的，而哪些是我們無法幫忙的。

對於病患，我們能做的不多，但我們能將主治醫師太忙沒時間聽到的事整理一下，並轉達能改進的部分，或是花一些時間傾聽病患的心路歷程，給予陪伴和鼓勵；對於自己，我們得鼓起勇氣向病人問診、檢查來增進知識，鞭策自己不能鬆懈於知識的追求，但同時也不能割棄我們對於病患的同理心與關懷。

18

百分之百

蘇冠仔

下午六點三十分，第一次在傍晚時刻來到這裡，一如往常略帶冷清的空間，在門診區等候著的略帶憔悴、焦慮的神情，不知是不是因為心中的緊張感，或是被傍晚的寂寥渲染，總覺得比起平常更帶點閉塞的憂鬱。

像是要劃破這讓人感到窒息的凝重，我快步走向掛上「婦科一診」的門前，敲了門、轉開把手，戰戰兢兢地踏入門診室……。

「學妹！你今天來跟夜診阿！」

「嗯嗯，對啊，第一次跟夜診總覺得有點緊張……。」

「不用太擔心啦！就跟平常一樣，放輕鬆。」

VS 林開朗的招呼，讓我稍微安心一點。

「什麼啊，跟平常一樣嘛！真不知道自己在緊張什麼……。」一邊小聲地自言自語，一邊移動到門診室的一角，靜靜地、默默地，如同要隱匿自己的氣息般，在一旁悄然無聲地觀察和記錄。

「醫師，我最近經期沒來，是不是賀爾蒙出了問題？」

「這樣啊，有沒有可能是懷孕，或是最近壓力太大，因為太操勞也會使月經週期不規則。」

「醫生，我跟你說，我最近只要一躺下就會很想上廁所，尤其是晚上，更是要爬起來好幾次，先前雖然有去泌尿科開藥，但吃藥好像沒什麼效……。」

「嗯，那我幫你照個超音波，看是不是膀胱或子宮出問題。」

「醫師，我最近要出國，能不能幫我開些延遲經期的藥？」

「好，不過要先看看你上次經期什麼時候來喔，太晚吃可能會來不及。」

「醫生，我那裡有時候會很癢，而且好像腫腫的……。」

「那可能要先內診一下，看看是不是有感染。」

在這一來一往的對談間，VS 林很流暢地回答患者的各種問題和疑惑。

「今天大概沒什麼太大問題，老師說不定能準時下班吧……。」看著電腦螢幕上一個一個完診的病患名單，我不禁冒出了有些不合時宜的想法，剛踏入診間的緊張感，也隨著時間的流逝而漸漸消散，反倒是無聊和疲憊感逐漸增強。

當指針來到了晚上八點半，此時的我只是懶散地想著：「快要下班了，真想回家睡個覺。」甚至打算收拾個人物品，準備回家……。

「接下來這個病人可能有點麻煩啊……。」

VS 林這句無心的自言自語，一下子把我從散漫的思緒從中拉回。

「咦？難道是很難治療的疾病嗎？婦癌第四期？後天免疫缺乏症候群？還是說是這個病人本身很難搞，動不動就告醫師？」各種各樣的想像在腦海中翻騰，我不自覺地繃緊身體，目不轉睛地盯著已轉開把手、即將開啟的大門……。

打開門的是一對男女，女性先環視了診間，有些猶豫地在醫師面前的椅子上坐下，眼神游移不定，面露不安而且焦慮，時不時轉頭看一下站在身旁的男性。

當女性的目光看向醫師時，VS 林問道：「是筱如小姐嗎？有哪裡不舒服？」

「醫師，我 10 月 9 日驗驗孕棒發現自己懷孕，可是這幾天一直出血……。」

「這可能是懷孕早期胚胎著床還不穩定的現象，除了出血外還有什麼症狀嗎？」

「可是醫師，我先前有去診所看過，他說我的抽血檢驗有異常，要我轉去大醫院看看。」

「抽血報告？嗯，我先看一下。」

「醫師，我應該只是剛懷孕比較不穩定對不對，只要吃點安胎藥就可以了吧？」

「嗯……筱如，你最後一次月經是什麼時候？有沒有下腹痛之類的問題？」

「呃……大概是九月初，有時候會覺得右下腹痠痠的……。」

「筱如，我跟你說，你的數值的確比較怪，不過沒關係，我先幫你做超音波，再看看有沒有問題。」

「……好。」

於是，筱如便緩緩起身，帶著比剛進入診間時更加憂慮的面色，被護理人員領去超音波室，只留下低頭看病歷的醫師、應該是病人家屬的男性，以及默默蹲在角落，不知該擺什麼表情的我在門診室。

室內瀰漫著令人喘不過氣的沉默。

男性就只是站在一旁，面色凝重地看著醫師翻閱病歷，時不時瞥一眼藏在角落的我，像是在責備這人為什麼會在這裡；而醫師也只是靜靜閱讀資料，並未留意家屬視線裡的疑慮。

「老師，快注意到家屬啊！他好像有事想問你！」還只是實習醫學生的我，儘管有想發言的衝動，在這種場合也只能一邊承受家屬質問般的視線，一邊忍受這僵人的氣氛，坐立不安地等待其中一方打破沉默。

「醫師……」男性小心翼翼地開了口，「醫師，我是她的丈夫，老實說我們先前就有去診所看過，像是抽血啊，照超音波都做過很多次了，可是每個醫師都跟我們說可能是什麼什麼病，但都不敢保證，我太太真的很擔心，一直做檢查又無法得到確定的答案，真的很讓人操煩，我真的希望這次看完診後可以知道問題是什麼，不要再重複這種沒有意義的檢查。」

「嗯，一直檢查的確讓人很操煩，不過我看筱如的數值真的不太正常，beta-hCG（懷孕指數）雖然有升高，但上升的太慢，又有出血的問題，可能是胚胎有問題，或是子宮外孕。」

「那醫師，有沒有辦法『百分之百』確定是哪一種？」

「這就要看超音波的顯示，如果子宮內膜有增厚，應該就是不正常胚胎；如果沒有增厚，或子宮內沒東西，應該就是子宮外孕。」

「那醫師，這個診斷可以『百分之百』確定嗎？」

「……我不能跟你完全保證，但是就目前看來這的確是不正常的胚胎。」

「……。」筱如的丈夫似乎還想說什麼，然而，此時門診室的門打開了。

筱如一臉疲倦地走入診間。

護理人員將照好的超音波照片拿給醫師。

VS 林看了一眼，語重心長地說道：「筱如，我跟你說，你的超音波照片顯示子宮內膜沒有增厚，但你的懷孕指數卻異常上升，很有可能是子宮外孕。」

「可是醫師，我聽說如果是子宮外孕的話，會有嚴重的肚子痛啊，可是我沒有啊，只是腹部痠痠的。」

「我想那應該是因為胚胎長得不夠大，還沒撐破輸卵管，所以才沒有腹痛。」

「但是這有沒有可能只是剛懷孕所以數值才不正常啊？醫師剛剛也說懷孕早期不穩定會出血不是嗎？」

「嗯，可是除了懷孕數值之外，超音波也顯示異常，我想應該就是子宮外孕了。」

「……那醫師，如果我現在真的是這個情況，我該怎麼辦？」

「如果想更確定的話，可以兩天後再抽血一次，確認數值真的異常後，再打化療藥物，讓胚胎萎縮死亡；不過如果想早點解決這個問題，可以今天就打藥物。」

「……醫師，以你的專業來說，這個胚胎真的『百分之百』留不住嗎？真的『百分之百』是子宮外孕嗎？」

「……筱如是不是很想把他生下來？」

「如果能生當然想生下來啊，我已經三十五歲了，年紀已經有點……，而且我也不想拿掉他……。」

「……筱如，我還是沒辦法『百分之百』肯定這絕對是子宮外孕，不過依過去經驗來看，這胎真的沒辦法生下來，而且如果拖太久，胚胎長太大讓輸卵管破裂的話，即使手術也可能影響未來的生育，所以我還是建議早點治療。」

「……。」

聽完醫師的解釋，筱如不自覺地握緊了手，低下頭像是在思考著，但儘管如此，看似猶豫的她，還是在不經意間看了身旁的丈夫一眼。

「……如果問我，我會想今天把所有事解決。」筱如的丈夫如此說道。

「……。」

「筱如，我看你這麼猶豫，還是再抽一次血等報告出來後再打藥好了。」

「……好，我想更『確定』後再進行治療。」

說完，筱如和她丈夫便離開了診間，面頰上流露出的不安和憂慮似乎更濃了。

在診間的角落，默默觀察事態發展的我，望著他們離去的背影，直到最後也不知道該對他們說出什麼話語，徒留一股凝重與無奈的情緒在腦海中，久久無法散去。

看下手錶，已經九點了，VS 林依然用和剛看診時一般輕鬆的口吻對我說：「學妹九點了，很晚了趕快回家！」

「好，今天謝謝老師！」不知原因為何，我刻意用了比之前更開朗的聲音回應。

「大概只是因為可以回家了吧……」我在心底默默想著。

收拾好物品，和來時一樣轉開把手，打開診間的門，放眼望去，等候區的病人已經寥寥無幾了，只留下了電視機傳出的乾燥聲響，以及被冷清與寂寥包圍的空間。

「已經這麼晚了啊，明天還要早起跟刀呢！」

像是要鼓勵自己一般，嘴裡輕輕吐出的自言自語，也被空蕩蕩的氛圍所吞噬。我只能拿起背包，就這樣頭也不回地踏上歸途。

教師意見

文章使用大量對話，呈現醫師、病人與家屬對於醫療不確定性的無奈，也展示了醫療決策的困難歷程。

〈百分之百〉評讀

毛方聖

作者運用大量對話，客觀呈現當時診間的情形，文章中的男女主角，可能是因為女主角的年紀不輕，要再成功懷孕的機率也日益降低，兩人對於這次的懷孕都十分小心翼翼，深怕不小心出了什麼差錯，會影響到肚子裡的寶寶。而當他們聽到醫生的推測，有可能是子宮外孕時，緊張焦慮的心情更加表露無遺，一方面想要等檢查結果出來，百分之百確診，才要放棄肚子裡的胚胎，但醫生也無法保證檢查結果能百分之百確診，而且時間拖得越久，隨著胚胎越長越大，可能導致輸卵管破裂，會影響到下一次的生育。

我們總是只相信百分之百，只要還有一絲希望，我們都不願意放棄，但在醫學領域中，卻鮮少有所謂的百分之百，沒有一樣東西是絕對的，不論是在診斷，或是治療方面，都存在不確定性，我們不只該留意病人生的是什麼病，還要小心生病的是什麼人，因為病情的表現與演變是因人而異的。就算是一個在過去從未能存活的絕症，我們也不能完全認定它將來的死亡率一定是百分之百，隨著科技日新月異，我們對於很多疾病的解讀，有了許多不一樣的發現，也因為這樣，我們知道醫學不是永恆不變的，它會隨著時間改變，我們對於疾病的認知，往往是來自於過去它在臨床或是實驗上的呈現，但對於疾病未來的變化，我們只能用現有的經驗去臆測，因此我們無法做出百分之百的診斷。

病人要的是醫療確定性，但所謂確定性只是缺少想像力的產物。即使有臨床研究作為靠山，但那畢竟只是不同治療成功機率的高低比較而已。世上唯一可以確定的是，沒有任何一件事是確定的。

因為有這樣的不確定存在，醫病溝通更顯得重要，要如何和病患解釋病情，如何從臨床症狀和檢查中診斷出疾病，以及接下來的治療成功率和併發症，都是作為醫生所必須面對的，過於肯定的說明，如果有了不一樣的發展，會容易出現醫療糾紛，但模糊不清的解釋，又會讓病患及家屬質疑是不是不夠專業，要如何在兩者中取得平衡，這是一個極需學習的課題。

我想一個好的醫生，除了在醫學領域上有專業的技術外，如何取得病人的信任也是不可或缺的，而要獲得信任就必須先站在病患的立場，思考他們的想法，有時我們總會覺得只是一個簡單的選擇，有必要猶豫不決嗎？但他們之所以不果決，其背後一定存在某些原因，而這些原因往往是我們所輕忽的，唯有設身處地，才能真正了解病患的想法，進而找到真正能幫助他們的治療方法，或許不是書本上的第一線療法，但醫學本來就因人而異，沒有絕對正確的答案，只有對病人較好的答案。

19 醫院志工

范姜冠程

我的倫理故事，尤其對現在終於踏入醫院的我來說，意義格外重要。

故事發生在我升高一的暑假，日子閒得發慌，每天除了電腦之外，就是睡覺。也不知道是什麼因緣際會之下，媽媽有天心血來潮地告訴我，她今天去嘉義長庚醫院看病時，有聽說在招募學生志工。當時荒廢單調的生活讓我萌生了想踏出門的念頭，我就抱著一個可以出去玩的心情，報名了醫院的學生志工。

第一次踏入醫院，覺得一切非常新鮮卻也陌生，倉倉促促地聽完了志工簡介，就馬上開始填寫班表。拿著筆的我，心中盤算著：早上當志工，接續到下午一整天，晚上回家玩電腦，隔個一天要睡到自然醒，所以填了中午和下午。就以這種兩天為循環的方式，填了一個密集的班表。那時心中雀躍著，好像有點事情可以做了。

隔天，我正式開始上班，穿上統一的志工背心，第一站就被派到了醫院大廳志工服務臺，算是一個志工的大本營，看著許多被派到各個據點的同學，心裡覺得莫名開心，好像被留在最安全的地方。但事實上並不然，才剛開始過了半小時，就發現大本營原來是事情最多的地方，雖然身旁有幾位志工媽媽可以幫忙撐腰，但許多事情還是要自己來。借還輪椅、填寫初診資料、填寫特殊文件、電話接線，不時來個不知如何處理的電話內容，事情接踵而來，忙得不可開交。此時，突然接到一通電話。

「喂？志工服務臺嗎？我需要一名志工，大約十分鐘後推一臺輪椅到大廳門口。」對方說。

當時，我也來不及問什麼，電話就掛斷了，只好奉命行事，推著一臺輪椅就出發了。

原本以為好像可以藉著去處理這件事而忙裡偷閒一下，不知道卻因此開啟了一扇未知的門。

推著輪椅到了大廳門口，時間也差不多了，此時出現一臺計程車停了下來，司機下車後跑到後門，打開門，伸手抱著一位年紀約六、七十歲的阿伯下車，阿伯兩隻小腿萎縮，無法行走，司機迅速把他放到我推的輪椅上，就開車走了。當時我也不清楚狀況，這位老先生就開了口：「少年仔，你好，要麻煩你了，我今天要來看門診。」我沒多說些什麼，就問了阿伯要去哪個門診，並推著他的輪椅前往。

於是我們到了牙科，老先生好像是來看牙的，我心想，只是來看牙齒，為何要麻煩志工把你推到這裡呢？而我這個菜鳥也不知道該怎麼做，就把輪椅推到報到處，並告知櫃臺這位老先生要來看牙齒，如果有什麼需要請撥分機，再叫志工過來幫忙，隨後我就返回志工服務臺。由於管理我們的社工師非常不願意讓我們被派去擔任個人服務員，所以都會希望我們帶病患到某處之後，立刻回巢。

回到志工服務臺之後，電話又響了：「喂？這裡是牙科，剛剛你們推來的阿伯已經看完牙齒了，麻煩來把他帶走。」

於是我抱著不耐煩的心情，又前往牙科，去接老先生。

老先生看到我出現，用一個很感激的心情面對我，他說他要再去下一個診間。我收起煩悶的心情，推著他到了血液腫瘤科。叫號輪到了老先生，我就在診間外面等他，心想，原來，老先生不是只是來看牙齒。

看完了診，老先生主動告訴我，醫生說他是癌症末期，當時我心裡一驚，面對這位剛剛讓我不耐煩的老先生，我的內心好像想錯了什麼。

老先生依舊以一個感激的口吻和我說話，似乎看不出他對病情的悲傷。他說他要再去另一個門診：復健科。我推著他前往，心裡覺得五味雜陳，從沒想過，來醫院當志工，會遇到這樣無助的病人，內心感到一陣難過。

到了復健科，護理師拿給我一個熱水袋，要我敷在老先生的背部上面，老先生坐著的輪椅後下方是鏤空的，所以無法直接放著，我只好忍著熱水的高溫，用手勉強拿著。

在等待的時候，老先生和我聊了起來，他說他是一個獨居老人，子女都已經遠離他了，平常只有自己一個人，他不識字，所以也不會尋求協助，雙腿萎縮，無法站立，生活起居很不方便，也沒有家人可以攙扶他，每次到醫院都是很艱辛的一件事，必須早起打電話拜託認識的計程車司機到他家載他，再麻煩司機抱上抱下的。到了醫院又看不懂字，也不知道要做些什麼，他只知道去熟悉的診間的路該怎麼走。

他知道自己癌末的病情，所剩的日子不多，於是也看開了許多事情，不過他會覺得處處要一直麻煩別人很不好意思。聊了一些老先生的過去，我突然想為何會有人的人生如此悲慘，但卻不會怨天尤人，聽著聽著感到一陣鼻酸，如果換作是我，我又有什麼勇氣面對？

我問老先生，為什麼要來看復健科？他說，雖然日子不多了，但希望有生之年，能夠再站起來一次，就不用一直麻煩人家，我看著他萎縮的小腿，覺得很難過，為什麼我什麼忙都幫不上。

他告訴我：「少年仔，不要難過，你還年輕，未來一定可以幫助很多人，很謝謝你這樣陪我一整天。」

於是我不知為何，靠近他面前，將他的手環抱在我肩上，用力地將他從輪椅上撐起來，告訴老先生說：「老伯伯，你站起來了。」當時我們倆相對淚如雨下，一股悸動打在我心上。

就這樣到了黃昏，看完了老先生今天全部的門診，他請我撥了公共電話給司機，麻煩司機來載他。上車前，老先生說：「少年仔，這樣麻煩你一整天，真是歹勢，很感謝你，這點心意請你收下。」我立刻壓住老先生的手，把他的錢塞回口袋，「阿伯，你的一句謝謝，就是我今天的回報了。」我說。於是揮揮手，送別了他。

看著夕陽下漸漸遠去的計程車，我想了想今天老先生告訴我的每句話，眼角含著淚，當時高一的我，心中默默許下心願：如果要幫助像老先生這樣的弱勢，就要成為一個醫生。

七年後，現在的我已經踏入醫院見習了，回想起當時老先生給我的感動，覺得還是會很感傷，這個故事或許不是很特別，但對我來說，是影響我奮發選擇生涯方向的故事，我很慶幸當時去了醫院當志工，很慶幸能認識這位老先生，他指引了我今日的方向，我想要幫助更多的人，讓更多的人能像老先生一樣，能夠在對抗病魔時，再一次站起來。

教師意見

事隔多年，許多細節無法回頭補遺，但故事描寫指引作者踏上習醫之路的初次相遇，有著非常感人的一幕。

〈醫院志工〉評讀

徐于涵

作者一開始先用破題法點出這個故事是影響自己很深的，不禁提高了讀者的興趣。再來，為自己所在的生活背景做了簡單的描述，就如同一般的高中生單純，更讓人好奇這樣平凡的暑假會有什麼神奇的冒險呢？

陰錯陽差之下，作者得到了到醫院當志工的機會，每件事情對他來說都是新鮮而有趣的，但也感覺得出來對陌生環境的不安，而他依舊努力面對挑戰，出發前去完成推輪椅的任務，而開啟了一扇未知的門。與故事中另一位主角的相見，是故事的轉折點，因為繁忙的事務壓肩，或是因為主管規定令人戰戰兢兢，即便初見雙腳萎縮的老先生，也不見有任何的體諒與驚訝，只顧著完成交代的任務，以及擔心更多未完成的事。

但隨著一次次的接觸與談話，與老先生有更多的認識之後，才發現老先生的無助與孤獨，而老先生的堅毅與樂觀開始傳遞給作者，進而影響作者思考關於生命的堅強來自於脆弱、生活的自適源於感恩。作者開始學著體貼他人，甚至有點過於燙手的熱水袋都為了老先生而沒有放下。等待看診的時間總是有點漫長，但正好也是兩人相交的最好機緣，老先生談到雖然疾病纏身，但仍舊抱持希望有再次能夠獨立行走的一天，無能為力的無奈立刻侵襲作者，也同時感染讀者，似乎和他一起握緊拳頭，深想能為老先生做些什麼？最後要離開醫院時，作者抱著老先生並將他支撐在地，說了句：「老伯伯，你站起來了。」是文章的高潮，即便是萍水相逢的因緣，如果能真心以待，情感並非須以時間作為計量。這樣特殊的經歷讓作者立下了當一位醫者的志願，期望自己有一天能讓更多人真正站起來。

作者的故事文字通篇平順易懂，唯一可惜的是，故事沒有較深刻的倫理衝突可供讀者深思與反省。也許作者可以考慮濃縮原本故事的長度，加入進入醫院後有無心境上的轉折與轉變，或是其他相輝映的事件更堅定了當初的想法，文章讀來應該會更加有趣。

但，文章中還是能感受到作者的真摯情感，也能感受到他從醫的理念與理想，作為驅策自己前進的動力。也可看見大多數時候的我們常會因為己身的忙碌，而忽略許多應該被關注的議題。在現代社會中，少了過去人不親土親的繫絆，資本主義的發展伴隨個人意識的高漲，很多時候我們忽略了也許情感的需求更勝於成就感的追尋。這也是為什麼，近幾年的人文課程都強調我們應該醫人而非醫病，就像文章的最後，作者一個無心的舉動，可能是比醫療更有力的治療。

隨著進入醫院的時間日久，忙碌了一天，當回家之後才會突然發現，即便比起之前更加接近病人，但心卻離得更遠，常因各式原因的忙碌，而沒能夠好好關心病人，而感到懊悔不已，也許現階段的我們無法做什麼，但好好聊一聊也絕非難事。也常有前輩、老師提到，現在醫療環境越來越艱鉅，醫療越來越被當成服務業來看待，但如果我們能一本初衷，在提供醫療服務時，也能好好關心病人，很多時候醫療糾紛或許就可以避免，因為他們在過程中感受到你的誠意與努力，也了解醫療的極限。醫療是個相對資訊不對等的行業，告知病人醫生不是神、醫療不是萬能，我想是責無旁貸的責任。提醒自己，在生命面前所有一切皆可低眉，也許是一輩子的修行。

20
遇上，那六天

劉平川

「阿嬤，你要加油，等你好一點，就會讓你到普通病房唷！」

「阿嬤的狀況有比昨天進步，比較不喘，也沒有發燒了，病情算是樂觀，我們再觀察幾天就會讓她轉到普通病房了。」徐主任親切地告訴阿嬤和她的女兒李阿姨。而這是我與阿嬤和她的家人李阿姨的第一次相遇。

***

嗶嗶嗶——嗶嗶嗶——嗶嗶嗶——

又是一天的開始，睡眼惺忪的我用意志力抵抗睡意，緩緩離開舒服的床，準備迎接新的一天。接下來兩個禮拜是新的環境，要到內科加護病房見習，我充滿興奮與期待的心情！一直以來都好奇加護病房裡的模樣，病患性命危急、要與時間比快是我對加護病房的印象。

徐主任是我的臨床指導老師，親切的口吻，和藹親人，是我對他的第一印象。跟著主任查完第一次房，主任環顧加護病房的患者，便跟我說：「21 床那個阿嬤就當你的 primary care，阿嬤現在都還可以講話，你可以和她聊聊，多關心她的狀況。」

阿嬤八十六歲，住在苓雅區，育有三位女兒，平時與大女兒住在一起。10 月 24 日因為發燒三天來到急診就診，檢查後發現阿嬤也有合併血小板稍低，和身體痠痛，正值高雄登革熱疫情超過一萬例的情形，懷疑是登革熱，於是阿嬤在 10 月 28 日被送到病房來觀察，等待衛生局的血液檢查是否確實感染登革熱。後來衛生局的報告顯示阿嬤不是感染登革熱，但阿嬤在 11 月 1 日，突然發生呼吸困難、心搏過快、低血壓，BNP（腦排鈉利尿胜肽）和 Lactate（血漿乳酸濃度）過高的現象，心電圖觀察到心肌梗塞的現象，被緊急送到加護病房。在加護病房，醫療團隊會先告知家屬病人的狀況及在加護病房可能遇到的狀況該怎麼處置，包含要不要插管、電擊、CPR 等等，讓家屬和病人了解情形及簽屬同意書。阿嬤當時情況穩定後，主動簽署了安寧緩和同意書。

阿嬤這樣的決定讓家屬十分錯愕，李阿姨要求和阿嬤再次溝通，李阿姨不希望阿嬤這麼快放棄，李阿姨告訴我，阿嬤平時很健康，偶爾有便祕的狀況，沒有想到這一次因為發燒三天，來到高醫想要趕快治療好發燒的症狀，卻發現阿嬤的身體有很多問題，突然間就轉到了加護病房，讓李阿姨很緊張、擔心阿嬤的狀況。進到加護病房後，阿嬤卻簽了安寧緩和同意書，也拒絕插氣管、氣切、鼻胃管、CPR 等等的治療，進展得太快，李阿姨還沒有辦法調適，徐主任對於阿嬤的病程也是樂觀的，覺得阿嬤是有機會好起來的，或許李阿姨可以和阿嬤聊聊，看阿嬤會不會改變想法。

平時老師帶著我們查房看一床床病人時，老師也會特地留在阿嬤那床久一點，問阿嬤要不要讓我們放管子，可是阿嬤儘管不舒服也不願意接受插管，老師也會跟我們說：「像阿嬤這種病人，意識還算清醒，就算她的家人同意她接受插管治療，但她本人不同意，我們也不能擅自依照家屬的想法去做，畢竟要接受治療的是阿嬤，阿嬤也是很清醒地告訴我們她不要插管，所以就只能依照她的意願了。」而每到訪視時間，家屬都會問阿嬤要不要插鼻胃管、可不可以讓醫師放氣管，但阿嬤都很堅持地搖頭，李阿姨也會向徐主任請求插管，但主任總是跟她說：「阿嬤現在的意識很好，阿嬤如果說不行插管就是沒有辦法強制去做，因為我們在平常照顧她的時候，也常常問她能不能讓我們插管，但是阿嬤很果決地搖搖頭，都不讓我們插管，這真的沒辦法⋯⋯」每次聽到這裡，李阿姨的眼神總會開始渙散茫然、欲言又止顯得無奈，阿姨想要阿嬤能接受插管這樣就能好好治療，因為沒辦法做插管或是鼻胃管的話，阿嬤的狀況只能慢慢讓她自己好起來，但是阿嬤的年紀也大了，每每想到這，阿姨總是眼眶泛紅，也不知道要怎麼說服阿嬤和主任。

我與阿嬤相見的第二天中午，阿嬤的意識逐漸顯得模糊，沒辦法與人溝通。現在回想起來真是令人難過。在午餐前，我還曾去找阿嬤講話，看她今天有沒有不舒服，幫她聽心音還有做些身體檢查；吃個飯回來，學長卻跟我說：「你的 primary care 意識開始怪怪的，已經照會神經內科，會幫阿嬤排個 CT 檢查⋯⋯」真令我無法接受。儘管在內科加護病房見習的日子也有病人離開了人世，但這事發生在熟悉的人身上，衝擊更加強烈，尤其當我想到等等會客的李阿姨，我真的很擔心阿姨要如何接受這樣的情形⋯⋯。慢慢整理思緒回到電腦前，再次看看阿嬤的病例，學長告訴我，阿嬤的 Sepsis（敗血症）引發的 Hypoperfusion（腎臟灌流不足）和 Atrial fibrillation（心房顫動）

有可能會造成阿嬤中風，我很擔心是因為這樣讓阿嬤意識不清，心裡還是很難接受阿嬤早上還好好的，過了一個中午就有這種變化……

第三天電腦斷層的報告出來了，真的是中風，位置是在阿嬤的腦幹。

「阿嬤的意識變化經過我們安排電腦斷層的仔細檢查，發現在阿嬤的腦幹那邊有中風的現象，阿嬤剛進加護病房時，是很樂觀的，一開始的幾天也是朝著好的方向發展，但是現在阿嬤的身體狀況可能不是這麼樂觀了。」主任開著影像和李阿姨解釋著。

「嗯……唉……」李阿姨雙手緊握沉默了一會兒，「如果那個時候插管會不會情況不一樣，唉……」

「這個也很難說，我們和護理人員也會常來問阿嬤要不要讓我們插管，這樣會讓她比較舒服，可是阿嬤總是堅定地搖頭，可能是因為阿嬤比我們更了解她自己的身體，不想要藉著插管痛苦地延續生命……，我們會繼續努力，替阿嬤加油！」

在訪客時間結束時，李阿姨告訴我：「阿嬤會怕冷，之前都會穿襪子，可是來了加護病房，腳開始水腫，就不能穿襪子了，看能不能看到阿嬤的棉被沒有包住腳的話，可以幫忙包一下或是多拿一件被子給她。」李阿姨慢慢牽起我的手，「謝謝你們這樣照顧阿嬤，真的很謝謝你們！」

「啊……主要是護理師和主任還有學長們比較辛苦，我還在學啦，我會替阿嬤加油的！」我笨拙地回答道。

看著阿姨的背影漸漸模糊消失在加護病房的門口，這時我才發現我的眼眶裡有百感交集的淚水在打轉。

第五天、第六天，心跳過速的現象斷斷續續發生，在第六天的中午，在家人的陪伴下，阿嬤的心跳慢慢降低，最終成水平一直線。在我眼中不斷打轉的淚水也漸漸停住，緩緩流下了兩行眼淚。

參與了阿嬤生命中最後的六天，也沒做什麼事，還只是個在學習的小毛頭，但卻從中體會到加護病房裡重要的一課，什麼時候要學會放手，當病人想要接受安寧緩和的時候，家人仍不願放棄希望，想要用更多的方式讓生命延長，生命延長了，但品質不一定會是好的，痛苦地活下來和好好地走，兩種不一樣的思考，沒有絕對，也沒有一定，因為不論是醫療團隊或是家屬，沒有人知道執行後會發生什麼事……醫病關係的維護和溝通、尊重病人的意願都是很艱難深奧的課題，很敬佩徐主任和內科加護病房的團隊，展現了一場溫暖的守護，其尊重病人的態度非常值得我學習。

教師意見

遇上主要照顧病人離世，是習醫過程中相當衝擊的經驗。作者以平實的描述呈現了實習醫學生的體會。

〈遇上，那六天〉評讀

陳伯榕

很喜歡前輩告訴我的一句話：「活著，是最好的禮物；善終，是最美的祝福。」

在閱讀這篇文章時，我反覆思考這句話與現實的衝突，也許我們不是病人，無法真正了解「當靈魂禁錮在生病的身體中」的那種苦痛無奈，以一個局外人的身分，當然可以雲淡風輕地看透、理解、甚至推崇這句話，但如果躺在床上的是自己的親人或者是自己，還能如此坦蕩寰宇人間嗎？也許未必。

作者以時序性的方式為故事主軸，主題「那六天」表達不同時間演進下自己心境的微妙轉換，從一開始和新病人接觸的新奇到面對抉擇的矛盾，最後彷彿成為阿嬤朋友而難過地掉下淚，如此轉變更顯作者的同理感受力，使文章更有力道。作者從旁觀者及照護者的角度出發，筆下的主角阿嬤與家屬的價值衝突到最後不得不妥協，角色人物觀察細膩、鮮明，透過阿嬤堅定的立場定奪醫學倫理的輪廓，使讀者思考醫學倫理本質。另一方面，對話、病情發展也鉅細靡遺地記錄下來，使故事場景更為透亮，彷彿置身現場，但對於「照護者」與「被照護者」的情感描述可更仔細著墨。

文章中可以感受到對於「當初是否要插管」的問題，作者本身也沒有一個肯定的答案，或許在還沒遇到病人前，我們都會以「預後較佳」的角度選擇插管，但接觸病人後，開始會遲疑並且問自己：「這樣插管下去真的好嗎？」正好自己在亞急性呼吸照護病房

（respiratory care center）實習（註：裡面的病人多因呼吸衰竭而送進病房），每當看到病人因為呼吸器感到焦慮、不悅甚至氣憤地想拔開管路（我猜想病人原未有輕生的念頭），往往都要打上鎮定劑或者把手綁住才能緩解，不禁讓我思考很重要的一點：他們明明就是一個意識非常清楚的人啊！但弔詭的是，在這些「特別狀況」下，我們卻有「特權」可以對他們做出違背他們自由意識的行為……幸運的是，隨著價值的轉變，醫學的本質也和先前相差甚遠，開始強調「人本」，除了對症之外更要對人，DNR（Do Not Resuscitate）、安寧病房的設立宗旨，無非是想要讓病人「有尊嚴地逝去」，畢竟一個生命的死亡一定不能被解釋為醫療的失敗，醫護人員分擔了一些病人及其家屬溝通的責任，醫護人員對生命意義的深入了解，把對生命的認識分享給病患及其家屬，對溝通會有相當助益，但可惜的是，經內政部調查，九成民眾希望在家中老死，卻只有兩成達成願望，原因還是國人太過依賴醫院，也許善終的觀念還需大家共同努力才得以實踐。

醫學倫理的文章透過記錄對話，使我們必須跳出自身角色，回憶並思考他人在這場景中的反應，或許倫理的核心價值是「關係」，藉著執筆的同時，反思關係人面對困難時是否做出最佳的選擇，不時也和自己臨床案例連結，例如前些日子有遇到「理論上要簽 DNR」的嚴重病人，但即使娘家那邊都同意，最後丈夫仍是沒辦法放下，甚至外表看似堅強的他還在我們面前留下男兒淚，其實他的要求很簡單：想要賭最後的機會……

近日閒來無事看完了一本雜誌，這本雜誌的標題是《說對話，做好事》，裡面有一段話不禁使我和此文章做了連結，內容是這樣的：來自英國戲劇《戰馬》中木偶製作團隊的分享：「在舞臺上，演員努力表演死去，木偶則努力想要活起來。所以任何時刻只要在臺上，木偶都努力活起來，我們就叫它，一個情感工程。」

這短短的段落很有意思，因為我第一次看時實在讀不懂，再多看幾次後才恍然大悟：木偶是無生命的，而「活起來」卻是「生命」的動作，甚至目標更確切點，木偶要傳達的是人的動作，人的動作是建立在情感基礎上，因此稱為「情感工程」。

為何會如此大費周章談到這？因為「敘事醫學」整個過程何嘗不是一個情感工程？它來自於從「病人」的角度看問題，並把自己當成是他們，說穿了就是建立在同理心上。透過一個故事或體驗，帶領他們融合療癒及照護的過程，有人說過：「病人的經驗是醫療照護的燈塔」，醫生從學生時代就被訓練要詢問病史（history taking），但在詢問病史時我認為又是一大境界，如果這位醫生只將「病人」視為「病」，那麼在訪問的過程中必將忽略一些人性關懷，因為病人的生活細節和經驗在時間壓力下顯得不再是重點，如此一些疾病可能也會被忽略甚至被誤診。如此很像《戰馬》裡木偶的相反，感覺是將活的人看成一臺壞掉、當機的機器，自己則是試圖在這不完整的機器裡找尋故障的原因，但徹頭徹尾根本是一大錯誤。

「理性就是科學的基礎，而人性則是藝術的表現。」因此這篇文章說穿了，就是不斷地強調：實證主義的醫學理性本質反倒是由人性的溫暖築起。我回想起高中補習班老師對我講過的話：伯榕，念了醫學系後要多修點藝術相關領域課程，好好體會每個作品裡的意義，這句話在這堂課突然合理了起來，原本以為老師的意思是偏重在美容醫學的藝術範疇，但現在回想起或許是她試圖想提醒我「人性的重要」，也希望之後能夠一直保持人性，當一位有溫度的醫師。

21
田上小紅莓

陳伯榕

他皺著眉頭，孱弱的身體蜷曲在病床上，臉上和唇上透著些微甚至可以用慘白形容的血色，「ㄎㄧㄚ——ㄎㄧㄚ——」整間病房只剩床邊的機器以 255gtt 的速度注入小紅莓（epirubicin，俗稱小紅莓，一種化療藥）所發出的聲音，我們再次對到眼，他怒視著我，我知道非他本意，他應該痛恨我身旁這瓶紅色的點滴瓶。很難想像，前一晚他還是在病床上笑著跟我一起打電動的田小弟，此時此刻我深刻感受到，這些該死的化療藥物，對他來說，是多麼不舒服……這是我對田小弟住院後第二次化療的印象。

「加油！要撐過！」我輕拍他的肩。他無力地點了點頭。

外公外婆向我道謝，「這是應該的，不用謝。」我微笑回應。於是我推開房門，走出 83 病房。

兩個禮拜前，我來到了小兒血液腫瘤科，主治張醫師替我向病人提起我，我趨前自我介紹，「我是陳醫師，之後會一起照顧田小弟。[1]」同時我也趁機觀察我的新病人。

---

1 病人姓田，因涉及隱私故用此稱呼。

田小弟今年十六歲，半年前因體育課打籃球骨折後，間接被診斷出骨癌（osteosarcoma）合併肺轉移，使情況益發複雜，在這半年接受腫瘤手術、全膝蓋關節置換及化療，因常規化療療程而住進病房（註：這次住院預計做兩次化療）。我望向他的右腳患處，雖然稱不上瘦骨嶙峋，但也因長期臥病在床，使腿部肌肉萎縮得厲害，和我一樣 182 公分的身高，卻只有 58 公斤，整體顯得略為蒼白無力。

「聽說你喜歡運動？我也很喜歡打球呢！」我用了運動男生們習慣的交流模式和第一次接觸。

也許比較怕生，他只是笑著看了我一下，然後繼續打著他的電動，接著我做了一些基本的理學檢查。

「有沒有哪裡不舒服？」我問他，他搖了搖頭。

這是住院後第一次化療的後三天，和家長寒暄幾句後，甫要起身離開之際，「謝謝！」田小弟用了一種我沒預料到、略帶力度聲音對我喊道。

「不會，有什麼不舒服要記得跟我說喔！」此時我心裡想著：「這小鬼還不錯嘛！」我推開房門，走出 83 病房。

兒癌病房散發著一種弔詭的矛盾感，病房門的前面總是貼著溫暖友善的卡通圖案，但病房重門的後面總會有著小朋友虛弱、無奈、貌似看透人生的違和神情。因此每當推開房門時，我都會故意慢下動作，感受一下裡外不同的氛圍。

這兩週的生活規則可說是千篇一律，除了每天例行的學務外，就是每天都會去 83 病房和田小弟相處半晌、做些基本的檢查（即使週休假日也不例外，有時晚上十點後還會去看看他，陪他到病房外走走），無形中也和他的家人熟稔了起來。外婆總是不停地雙手合十跟我道謝，說他們遇到的每位醫師都好好，還誇讚我很有親和力，以後一定是一位好醫師，當下我挺難過的，因為我知道其實這腫瘤的預後並不是很好，尤其是合併腫瘤轉移。

曾幾何時，我自覺自己的身分有時會不知不覺地轉換，不僅以「醫學生」的身分，而是以「朋友」的身分去探望他，講得明白些，我常常脫下白袍後去看田小弟。我喜歡問他們的心情狀態，他們有時還會跟我講起過去的心路歷程及轉變。

例如有一次在病房外，「你知道嗎？為什麼我現在會看起來比較開朗？」一向讓我感到溫暖、樂觀的田媽媽問我。

「是個性吧？」其實我摸不著頭緒。

「一開始張醫師把我叫到病房外，告訴我弟弟情況後，當下我完全沒情緒，覺得很不真實還沒相信，但回家之後開始狂哭一個禮拜，也不知道該怎麼辦。」

「嗯……請繼續說。」我看向她的眼睛，確定她的情緒還能控制。

「我告訴朋友，告訴她自己的無力，但朋友安慰我說：『現在醫療進步很快，弟弟又那麼年輕，說不定一下子就會有新藥出來，到時就能比較穩定了。』聽完她講的話，我告訴自己：對啊！如果是年紀大就算了，但弟弟還那麼年輕，年輕就還有體力，現在目標就是要讓他撐完這個療程。所以我決定擱下工作，留職停薪半年好好陪他，當然我也不能比他先倒下，而且我們算幸運了，沒有經濟壓力，要是在別的家庭可能就是兩倍，甚至更多倍的壓力。」她平靜地對我說。

田媽媽似乎既脆弱又堅強，眉宇之間我感覺迸現一線曙光，她如此樂觀正向，也因為家人的支持，我看到她強大的意志力。我為她說的話感動，而且產生一股奇特的呵護之情。她的要求實在很單純：希望兒子活下來，撐到下個治療藥物出現。看著她隔著口罩對我說出這些話的瞬間，我幾乎快哭了出來，也許我本來就比較感性吧！我真的好希望好希望，田小弟可以順利、平安地活下去。

「一定會的，田小弟會好起來繼續打著他最愛的籃球。」大概是我平常習慣鼓勵、幫別人加油的個性使然，整理完情緒後，我不加思索地跟田媽媽說，但卻意外碰了釘子。

「醫生說不太可能做這麼激烈的運動。」她顯得有點沮喪，此時我才驚覺自己講錯話了……

「對不起，我實在是……我太希望他能好起來。」我正為我的口無遮攔懊悔。

「沒關係，我們不要設限太多嘛！現在就專心復健，醫生說以後也可以騎騎車做些簡單的運動啊，哪天可以打也說不定？」田媽媽似乎看到我的矛盾之情，反倒變成她用一種帶點振奮人心的語調安撫我。

「對啊！就像一場馬拉松，但這次是全家一起跑，只要有人停下腳步，其他人就會跟著慢下速度，加油！」我再次幫田媽媽加油，不過這次我顯得格外謹慎。接著我看向房門，揣測門後田小弟此時的心情，再過兩天就要進行第二次化療了——小紅莓 + Cisplatin。

為了減輕藥物的副作用，化療前一晚進行例行化療沖水，護理師掛上兩瓶溶液，我問田小弟：「準備好了嗎？」他微微點了點頭，此時糾結的眉心表達他的侷促不安，也許這超過半年的化療讓他知道如何隱藏情緒，不讓外人容易察覺他的難過之情，之前甚至還聽他的外公說過，他一開始還會痛到抱著媽媽才能睡。

「你知道，就像打一場球賽，要撐過！加油！有任何不舒服要跟我們說。」我還是拿出了加油站員工的個性拍了拍他肩膀。

「好。」得到了簡短回應，我推開房門，走出 83 病房。

11 月 12 日，來到化療的第二天，我靜靜推開房門，隔著藍色的簾子，裡外成了兩個世界，我聞到了刺鼻濃烈的薄荷味，猜測媽媽正在幫他擦薄荷油，田小弟發出難隱忍的咕噥聲，就像四、五歲小孩會發出的那種耍任性的聲音。

「嗯～～不要～～」田小弟連話都講不清楚。

「等一下進到身體就會好一點了。」媽媽安撫著他的情緒。

對於一個十六歲的大男孩來說，這絕對是處在撇下人格自尊底限，最無奈的展現，我彷彿可以看到他正咬著牙、噙著淚和化療藥物搏鬥。因此我沒有出聲也沒有拉開簾子，只是靜靜站在藍簾外。

考慮之後等他好點再來看他，於是我推開房門，走出 83 病房。

「聽說你吐得很厲害，現在還好嗎？」等藥物打完後一天，我再次問他，其實我明知他現在可能還是非常不舒服。

「比較好了。」他氣若游絲，勉強回應我。

「趕快好好休息，恢復胃口就可以出院了。」張醫師說道，我觀察到張醫師白袍下的柔情。此時田小弟露出了許久未見的喜樂神情，家人和我們道謝，我則暗地為他高興。

因為事務在身，田小弟出院時我沒能來得及與他道別，雖然我明知之後還有機會再看到他。推開厚重的房門，病房空蕩蕩的，許久未拉開的窗簾已不知不覺被拉至牆角，和煦的陽光透了進來，暖烘烘的。剎那間，我的心也暖暖的。關於這兩個禮拜在小兒血腫科，老實說，不是件容易的差事，光是病人過去病史就常把自己搞得烏煙瘴氣，許久才能湊出一個梗概。但你問我此時的心情？絕對是充實的成就感大過疲憊吧！我想。

「你一定會很好吧，田小弟？之後要繼續加油喔！」我仍心有所感，逕自在病房自語著。於是我推開房門，走出 83 病房。

教師意見

文章細膩地展現了實習醫學生對病人受苦及家人堅強的不捨，連帶覺察到自己的身分與責任，而「產生一股奇特的呵護之情」。生動描述了倫理關懷的覺醒過程。

〈田上小紅莓〉評讀

劉平川

每個人都是一個故事。到醫院見習後，身為實習醫學生的我們都會負責一個病患，從詢問病人基本資料到記錄每日病人的病程。

故事的主角：田小弟，十六歲，喜歡運動，正值青春年華的他，卻因罹患骨癌合併肺轉移，這種情形的預後不佳，母親甚至選擇先暫停工作留下來陪伴田小弟。文中，作者利用自身對主角的觀察及對話過程，刻畫出田小弟雖然承受化療的痛苦，但在家人面前依然表現堅強與勇敢，作者也希望能從實習醫學生的身分轉為田小弟的朋友，減少彼此的距離，能更接近田小弟。作者更利用本身與母親的對話，呈現家庭對田小弟的支持，與家屬的期待，希望田小弟能好起來，並將希望寄託在新的藥物上。作者用自己與病人和病人家屬的互動，呈現出一個人罹病後，治療的對象不僅只是病患本身，而是一整個家庭，甚至是這個家庭的未來。母親對於田小弟不佳的預後，仍然抱持著希望，更說出：「希望兒子活下來，撐到下個治療藥物出現。」話語中，透露出家屬的希望和無奈，真是五味雜陳，期盼新的藥物能給予田小弟幫助……。出院，是醫師和每個住院病患的期望，年輕的生命還有無限的可能，有許多事還能完成。

身分的轉換是一個醫學生應思考的議題。醫院的見習生活，將我們從共筆知識中，進一步帶我們面對真實的疾病，而這不僅僅是面對一個疾病，而是一個人，更是一個家庭。在我見習的日子裡，老師也曾告訴過我，我們負責的是一個病患，希望我們能弄清楚病人的病例，為什麼住院？為什麼要接受這樣的治療？怎麼鑑別診斷？老師們往往是一個人負責十幾個病人，且還有其他工作在身，而實習醫學生在學習的過程中，有更多時間能夠了解病人，而且不僅是要了解病人的疾病，更也要了解「人」。社會普遍的價值認定：白袍代表的是醫師，是專業的象徵。而有時如同文中提起的：脫下白袍，幫助拉近醫病之間的距離，在病人接受治療時，心靈上也有出口，無礙於白袍的距離感，更能貼近真實，使得病人從一本厚厚的病歷中活出來。醫病，醫人，更要醫心，是醫界長輩們對後輩的期望，銘記心中。

田小弟的年紀與興趣與作者相仿，讓作者有更多的感觸。十六歲，正值青春年華，對於未來、對於自己有很多期待的年紀，卻診斷出如此疾病，在醫院接受化療，如同兒癌病房外親切的卡通佈置有著強烈對比，令人不勝唏噓。病房外病房內兩樣情，強烈的情感投射，深深令讀者感到不捨，但在文末提起，田小弟的出院令作者感到開心，醫師的心情確實會隨著病人的病情變化而改變。

「每個病人都是我們的老師，在習醫的道路上，我們會遇到許許多多的病人，有能夠順利出院的，也有不行的，希望我們能透過病人，也就是我們的老師精進自己，成為一個好醫師。」曾有老師這樣教導我，和病人建立感情、良好的醫病關係後，或許我們能從一個醫師，進而變成病人的朋友，在病人的治療過程給予專業的協助，更能提供心靈精神的支持。